核医学质量
控制与管理

主　编　刘兴党　顾兆祥
副主编　刘从进　张锦明
编　委（按拼音排序）

蔡金来　陈　涛　高克加　管一晖　何　伟
黄　钢　李　彪　刘继国　刘建军　陆汉魁
吕中伟　罗全勇　马宏星　沈江帆　石洪成
孙晓光　王　辉　王　瑛　王火强　谢文晖
杨春山　章英剑　赵　军　赵晋华　赵瑞芳
左长京

U0276853

复旦大学出版社

前　言

　　核医学学科是使用放射性核素及相关新技术进行疾病诊断、治疗、预防和医学研究的学科,具体包括放射性核素显像、放射性核素治疗、脏器功能测定、体外分析、门诊和病房诊治过程等。随着现代科学技术及医学相关学科的日新月异,核医学影像新设备、新技术和新治疗在临床不断推出和应用,进一步加强核医学质量控制越发显得十分重要。

　　上海市核医学质量控制中心(简称质控中心)自1999年3月成立以来,进行了制定质控标准、组织培训学习、开展督导检查、配合专项活动等工作,并取得了明显成效,积累了一定的经验。2003年,质控中心专家委员会制定了《核医学质量保证与质量控制试行标准》,以质控中心名义下发试行。2004年9月,上海市卫生局下发沪卫医政[2004]170号文件,其中核医学质控内容和要求作为该文件的组成部分一并下发执行。2005年,质控中心又组织相关专业专家,在总结前几年工作经验的基础上,编写了《上海市核医学质控手册》(简称《质控手册》)。2006年制定了《上海市核医学免疫分析质量控制与实验室管理基本内容及要求(专家共识)》第一版。2012年,经过专家讨论及修订并于同年7月专家委员会讨论通过了该专家共识的第二版。2012年制定了《^{18}F-FDG PET/CT肿瘤显像技术操作和临床应用指导性原则及报告要素》(专家共识)(专家委员会通过试行版)。2016年质控中心专家委员会对原《质控手册》进行修订,讨论通过了《上海市核医学质控手册》(第二版)。近年来,陆续有新的相关核医学的政策法规、国家标准和行业规范等文件发布。为进一步适应核医学质控的需要,我们在上述工作的基础上,依据国家的政策、法规,参阅国内及欧美的标准、指南、规范等编撰了本书,衷心希望能对国内同道提供一点参考。

全书共分 6 章,分别为核医学仪器的质量控制、放射性药物、影像核医学与计算机技术、放射性防护和治疗的管理、核医学显像报告要素和体外免疫分析的质量控制。一些核医学显像仪器的常规质量控制检测的项目和频度等国内外的标准不尽相同,我们列举了国外、全国和上海的标准,供临床实际应用时参考。一些核医学显像的专用机,如 D-SPECT 心脏专用机、乳腺专用 PET、乳腺专用伽玛显像(BSGI)机等,鉴于目前在国内的装机量有限,加之这些机器多数自带专用质控程序,故本书不包括这些显像设备的内容;

另外,特别需要指出的是,本书是在质控中心前任主任林祥通教授卓越工作成果和经验基础上的进一步总结和持续完善而成,在此谨向林祥通教授致以衷心感谢。质控中心前两届专家委员会的专家们为早期上海市的核医学质控付出了辛勤劳动,在此一并表示谢意!

限于我们的水平和经验,本书的错误和不足在所难免,望前辈及同道们不吝赐教。

刘兴党

2018 年 10 月于上海

目 录

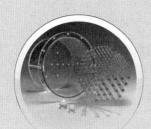

第一章

核医学仪器的质量控制

第一节 概 述

一、部门设置基本准则

1. 核医学科室的设立

从事核医学诊疗的单位应是经卫生行政主管部门批准的医疗机构。医疗机构执业许可登记的诊疗科目中应包含核医学专业,非医疗机构不得开展涉及核医学诊断、治疗的业务。

医疗机构开设核医学科(室)应经卫生、环保和食品药品监督等有关部门审批,取得《放射诊疗许可证》《辐射安全许可证》《放射性药品使用许可证》《放射性核素转让批准文件》等相关证件,方可提供涉及放射性核素的诊疗服务,满足临床需要。

2. 核医学显像设备

装备和使用 SPECT 或 SPECT/CT 需取得省级卫健委颁发的《大型医用设备配置许可证》;PET 或 PET/CT 需取得卫生部(国家卫健委)颁发的《大型医用设备配置许可证》。部队医院需取得相应主管部门颁发的相关许可证。

3. 放射性药品的使用

根据放射性药品的使用范围,《放射性药品使用许可证》分 4 类,各有关科室应严格按各类别所规定的范围使用放射性核素。制备放射性药物应取得相关的许可。

4. 医疗技术人员

(1) 人员配置 《放射诊疗管理规定》(卫生部令第 46 号)要求开展核医学工作的单位应当具有:中级以上专业技术职务任职资格的核医学医师;病理学、医学影像学专业技术人员;大学本科以上学历或中级以上专业技术职务任职资格的技术人员或核医学技师。

(2) 人员资质 从业人员需经专业培训,取得《放射工作人员证》;从业医师应持有《医师资格证书》及《医师执业证书》;从事大型医用设备工作的应取得相应的《大型医用设备上岗合格证》或《全国医用设备使用人员业务能力考评合格证明》。

(3) 从业人员基本职责　执业医师和相关人员应掌握临床适应证和禁忌证,严格执行操作常规;针对实施诊疗时可能出现的故障或失误,制订应急预案,并进行培训和应急演练,将可能的故障或失误所致后果降低到最低程度。

5. 临床核医学诊疗质量保证

制订临床核医学诊疗质量保证计划,建立和健全包括加强患者防护在内的各项管理制度,从管理制度和质量控制程序上保证临床核医学诊疗的正确实施。

6. 其他

如有新发布的政策法规、国家标准和行业规范等,应适时更新科室规章制度和操作规程等,并遵照实施。

二、核医学仪器的质量管理体系、质量保证和质量控制

质量管理体系(quality management system,QMS)是指确定质量方针、目标和职责,并通过质量体系中的质量策划、控制、保证和改进来使其实现的全部活动。QMS 包含 3 个主要成分:质量保证(quality assurance,QA),质量改进(quality improvement,QI)和质量控制(quality control,QC)。QMS 的目的是确保交付成果满足用户的要求。一般而言,交付成果可以是核医学科提供的所有服务,尤其是影像诊断服务。

质量保证是指为使人们确信某一产品、过程或服务的质量所必须进行的有计划、有组织的活动。也可以说是为了提供信任表明实体能够满足质量要求,而在质量体系中实施并根据需要进行证实的全部有计划和有系统的活动。影像诊断的质量保证可通过管理整个影像产生的过程,减少设备性能的不确定性和误差,从而保证生成的图像的诊断质量。质量保证有助于较早识别和纠正存在的问题、错误、故障和仪器设备性能的漂移。此外,实行质量保证规划还有助于各医疗机构显像过程的标准化,从而允许与其他单位的显像比较,这在多中心临床试验研究中尤为重要。核医学质量保证规划涉及核医学的各个方面,包括:减少工作人员、患者和公众的辐射;放射性药物的制备、安全性、灭菌和使用;患者处置;确保诊断图像的质量等。

质量控制是指对仪器设备的性能指标进行的一些专门的测试,测试需按特定的标准进行。然后,将测试的设备性能水平与现存的标准或公差值进行比较。核医学质量控制是质量保证的一个重要环节。质量保证侧重于过程,而质量控制较关注于结果。成像系统质量控制可能需要:通过一系列的性能检测评估成像系统质量;保存测量的记录;监测结果的准确性和精密度;假如性能测试结果超过规定的误差值或在预定的干预阈值以上时,应采取纠正措施。质量控制不是一个单一的短时间内的行动,相反,它应贯穿于仪器的整个寿命周期,即从计划采购到退役。核医学仪器设备寿命周期的质量保证和质量流程示意图见图 1-1。核医学习惯将质量控制分为验收质量控制和常规质量控制。

X 线影像设备质量控制的检测项目通常包括验收检测、状态检测和稳定性检测。根据《X 射线计算机断层摄影装置质量保证检测规范》(GB 17589—2011)的定义,验收检测是 X 线诊断设备安装完毕或重大维修后,为鉴定其影响影像质量的性能指标是否符合约定值而

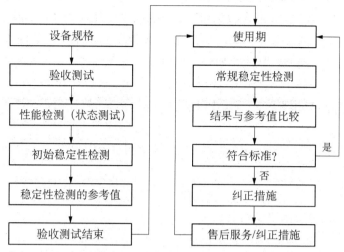

图 1-1 核医学仪器设备寿命周期的质量保证和质量控制流程示意图

进行的检测;状态检测是为评估设备状态而进行的检测,通常一年进行一次;稳定性检测为确定 X 线诊断设备或在给定条件下形成的影像相对初始状态的变化是否仍符合控制标准而进行的检测。

《临床核医学的患者防护与质量控制规范》(GB 16361—2012)提及的检测项目同样包括验收检测、状态检测和稳定性检测,并要求所有检测及其结果应有完整记录并按规定保存。如果某些性能指标出现偏差,则需对系统进行调试维护。

三、仪器质量控制的原则

核医学仪器的质量控制应该作为核医学科日常工作不可分割的一部分,具体工作由科室岗位员工完成。然而,某些方面必须与维修人员进行协作。因为仪器的特征和性能可能有很大的差异,每个仪器的质量控制应将选择和采购该仪器作为起点。由于环境可影响仪器性能,选择一个合适的地点安装仪器同样应考虑在质量控制范畴内。

一旦收到并安装仪器,应该进行一系列的验收测试以确认最初的仪器性能是否符合制造商的技术规范。同时,进行参考测试,其数据为其后续的每周、每月、每季度或年度进行的仪器性能常规测试评估提供基础数值。最后,必须对每日使用的仪器施行操作检查。仔细记录并保存所有的测试结果,如果性能测试结果不令人满意应采取适当的纠正措施。当然,这些质量控制规程并不排除定期进行的惯例的预防性维护。这样一个计划的成功实施首先取决于理解和重视,需要进一步明确责任和遵循测试方案及日程安排,并根据测试结果进行后续的适当处置。

四、质量控制模型

模型是质量控制检测不可或缺的工具,不但可用于评估诊断成像系统,而且还可用于评估辐射防护、放射生物学和放射治疗。测量主要辐射相互作用的模型可以是"热"(包含已知数量的放射性物质)的或"冷"(不含放射性物质)的模型。用于核医学的模型通常注射放射性核素来模拟含有特定的放射性药物的特定器官或组织结构,而 CT 的质控模型是用来测量水和(或)模拟不同组织类型的其他物质的 CT 值。

五、安装仪器设备的环境

由于核医学成像设备的复杂性和脆弱性,其性能可受环境影响,选择合适的地点安装仪器同样应考虑在质量控制范畴内。

1. 气候环境

提供有效的空调,控制湿度、灰尘和污染等。

2. 电气环境

提供有效的交流线路电源调节,以防备闪电、电源线干扰、静电放电和电磁干扰。建议使用不间断电源,以应对系统发生的电源故障。

3. 人文环境

规定仪器操作人员、维修工程师及技术人员接受及时的培训,以便正确使用和保护仪器设备。只有合格和技术熟练的维修人员才允许维修和保养复杂的核医学设备。

4. 磁场环境

核医学设备对磁场敏感,不应靠近磁共振成像扫描仪或其他强磁设备。

5. 本底辐射

计划和安装期间应考虑主要的辐射源的位置,如正电子发射断层扫描设备、X 线机、线性加速器和 ^{60}Co 放射治疗设备。核医学仪器对这些高能源非常敏感,安装地点必须与上述仪器设备保持适当的距离。同样,也应该避免在核医学仪器附近存储和运输放射性物质(包括已接受了放射性药物的患者)。

所有防护措施必须符合当前辐射安全标准,具体实施应在仪器安装前,并持续到仪器运作期间直至退役。

六、验收检测和参考检测

验收检测(acceptance test)是按照要求执行的、有用户或用户代表参加的检测,其目的是通过测定固有性能参数以确认仪器满足销售方声称的技术规范。医学成像设备的验收测试的目的为:①确保最终付款前,设备(包括硬件和软件)性能符合制造商的技术参数;②建立设备的基线性能,以便与未来的质量检测对比;③提供的数据可以指导确定在常规使用时的最优操作参数;④确保成像设备满足辐射安全监管要求。新安装的成像设备和现有设备经历大修(如 γ 照相机探测器替换)后,必须进行最初的验收检测。此测试应该由合格的医学物理工程人员在临床使用前完成。验收检测应该比定期的性能测试更全面,并且必须符合当前的验收测试规范。最初临床使用前也必须由适当的人员进行设备的电气安全测试。

验收检测必须严格按照相关标准进行。目前,放射性核素成像设备主要制造商的生产场地均在美国,其报告的参数、数据处理软件、测试模型等均以美国电气制造商协会(National Electrical Manufacturers Association,NEMA)的标准作为设计依据,也有生产厂家采用国际电工委员会(International Electrotechnical Commission,IEC)制定的标准。我国于2013年也发布了放射性核素成像设备的国家标准(GB/T 18988—2013,分为3部分)。由于IEC标准和NEMA标准在试验要求、试验方法上存在一定的差别,采用的模型、测试条件、测试位置、计算方法均有所不同,所以两个标准检测项目之间无法互相比较,我国国家标准(GB/T 18988—2013)中建议标准使用者完整地引用两种方法中的任何一种,不交叉使用。

在验收检测过程中或验收检测后的参照检测(reference test)中立即收集参照数据作为标准,以便与未来的常规检测进行比较。这些参照检测可以是验收检测本身或采取不那么复杂的方法,后者更适合今后的常规检测。

七、常规检测

常规检测(routine test)是对设备或其部件以规定的时间间隔重复进行的测试,以确定并用文件记录其相对于参考数据所描述初始状态的变化。常规检测可由用户使用简单的方法和设备完成。核医学单位应制订完整的质量控制大纲、质量控制方案和规范的质量控制程序。一旦仪器验收并进行临床使用,就需要经常用简单的质量控制程序灵敏测试仪器性能的变化。测试频度应根据仪器稳定性和环境稳定性(电源、温度和湿度)的观察结果适当调整。

科室内所有仪器和计算机内的时钟必须同步,每日或至少每周检查一次。这对放射性药物的准确使用和定量数据分析至关重要。

八、安全性和机电检查

对于那些"接口"直接是患者的核医学仪器,如术中γ闪烁探测仪、器官摄取探测器、γ照相机、SPECT、SPECT/ CT、PET、PET/CT 和 PET/MR 扫描仪等,均应定期检查其安全装置。这些安全装置包括手动紧急开关("应急按钮")、假如发生碰撞(如 SPECT 采集时探头与患者之间相碰)立即停止一切动作的碰撞侦测开关和屏蔽门联动装置(如果在 CT 扫描时主要的屏蔽门打开,联动装置立即关闭 SPECT/CT,或 PET/CT 的 X 线球管)。所有机架及计算机上操作台的位置显示器和所有校准激光均必须进行外观检查。还需检查所有手动控制功能(如机架旋转、探头径向运动和检查床平移)。最后,应定期检查仪器设备有无电线磨损、折断或电气绝缘损坏、电气及机械连接的松动(包括缺失或明显松动的螺丝、螺母或螺栓)、表面凹陷、边缘锋利或其他物理损伤。

第二节　γ 照相机

一、γ 照相机基本结构与功能

γ 照相机是核医学显像设备,用于获取放射性药物在人体内分布的静态、动态、门控动态和全身扫描的图像。γ 照相机由准直器、NaI(Tl)晶体、光导、光电倍增管(PMT)矩阵、位置和能量电路、机架及计算机等部分构成。准直器、晶体和光导、光电倍增管矩阵等构成可单独运动的部分,称为探头。最近研制成功并初步用于临床的碲锌镉(CdZnTe,CZT)半导体探测器,为分子影像成像技术开拓了一条新的途径。CZT 只是半导体探测器中代表之一。CZT 半导体探测器与传统的碘化钠闪烁体探头相比,具有更高的探测效率和能量分辨率。常用的 SPECT(包括符合电路型正电子断层)都是以旋转探头的 γ 照相机为基础,在性能上加以改进而成的。

二、放射源和模型

1. 点源

点源用于测试探头固有均匀性、空间分辨率、空间线性、能量分辨率,以及最大计数率。点源可由 ^{99m}Tc 或 ^{57}Co 制成。点源直径一般要求在 5 mm 内(可使用 1ml 一次性注射器针管,去掉针头),^{99m}Tc 点源的放射性活度应保证其产生的计数率≤20 kcps。^{57}Co 固体点源可向放射性核素生产厂家购买,其有效使用寿命为 2~3 年。

2. ^{57}Co 泛面源

γ 照相机也可使用 ^{57}Co 泛面源测试系统性能(装有准直器)。^{57}Co 泛面源的成本相对较高,每 2 年需更换一次。应该注意的是新的面源可能含有 ^{56}Co 和 ^{58}Co 杂质源。这些放射性核素半衰期(分别为 77.234 d 和 70.86 d)比 ^{57}Co(271.74 d)短,并发射高能 γ 射线(>500 keV)。如果其他杂质导致非均匀性,也可将泛面源在使用前放置一段时间。建议泛面源放置于距准直器 5~10 cm 处扫描。

3. 可充填面源模型

尽管 ^{57}Co 泛面源使用起来更方便,但其高成本会影响实际应用。如果不能使用 ^{57}Co 泛面源,那么使用可充填液体的模型源是一个很好的选择。这些模型可用有机玻璃制成,商品化的模型有不同维度以适应大小各异的探头。必须仔细充填这些模型,防止气泡形成、模型外表面或工作场所污染和模型中心膨胀。模型膨胀和气泡形成会影响采集的图像的均匀性。根据模型的大小和体积,充填适当体积的 ^{99m}Tc 液体,约 370 MBq(10 mCi) ^{99m}Tc 可达到 20 kcps 计数率,满足显像要求。该模型可用于测试系统灵敏度。

4. 四象限铅栅模型

四象限铅栅模型最常用于常规测试探头固有分辨率和系统分辨率。模型的几何形状和采集的图像如图 1-2 所示。模型分为四象限,在每一象限铅栅的宽度和间隔相等,分别为 2 mm、2.5 mm、3 mm、3.5 mm,铅板厚度 3 mm。模型的面积应能在 X 和 Y 两个方向完全覆盖探头有效视野(useful field of view,UFOV)。铅栅模型显像也可用于定性评估 γ 照相机线性。

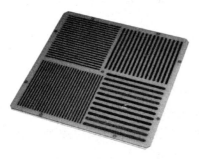

A. 标准的四象限矩形铅栅模型　　　　　　B. γ照相机采集的图像

图 1-2　四象限铅栅模型(采集矩阵为 512×512,总计数为 10M)

5. SLIT 铅栅模型

SLIT 铅栅模型用于测试探头固有空间分辨率和固有空间线性。3 mm 厚铅板上开有若干条宽 1 mm 的平行线槽,相邻两条线槽中心距离为 30 mm。

6. 线源

线源用于测试探头的分辨率和全身扫描分辨率。线源为 ^{57}Co 固体线源或 ^{99m}Tc 可灌注线源。线源内径≤1 mm,长度为 30～40 cm,几何线性良好,强度为 37～74 MBq。

三、γ 照相机性能测量的共同要求

(1) 所有的测量都应用规定的脉冲幅度分析器窗,用其他的设定的窗(如制造者设定的窗)可以作其他附加的测量。

(2) 如果没有别的规定,测量的计数率应≤$2×10^4$/s。

(3) 测量前对系统的调试应采用制造者常规应用的步骤,而不应为特定参数的测量作专门的调试。

(4) 凡"固有"性能均不带准直器测量,"系统"性能均带准直器测量。

四、固有均匀性

1. 测量条件

(1) 采用放射性核素为 ^{99m}Tc 的点源,源的活度为 20～40 MBq。

(2) 源放置于探头表面中心轴上,与探头表面的距离至少为该探头 UFOV 直径(对矩形探头则是最大边长)长度的 5 倍(除非系统所提供的均匀性测试软件带有距离校正)。

(3) 卸下准直器。

(4) 脉冲幅度分析器设定为 ^{99m}Tc 能峰 20％窗宽。

2. 测试步骤

(1) 按测量条件做好准备。

(2) 显像矩阵为 128×128 或者更大(或按系统提供的均匀性测试软件指定的矩阵尺寸)。

(3) 图像采集总计数设定为 15M,最好为 30M,目的是减少图像噪声引起探头不均匀的可能。

3. 计算和分析

(1) 使用被测试 γ 照相机提供的均匀性测试软件,计算中心视野(central field of view, CFOV)和 UFOV 的积分均匀性和微分均匀性,计算精确至 0.1 个百分点,判断是否大于系统的要求。新型 γ 照相机的积分均匀性和微分均匀性都可以调节到<2.0%。

(2) 观察图像的均匀性,无明显的热区或冷区,需特别注意视野边缘的均匀性。

(3) UFOV 及 CFOV 的积分固有均匀度误差应<3%。

(4) 如果探头的积分或微分均匀性>4%,或者目测到异常的热、冷区存在,应及时请维修工程师检测。

五、系统均匀性

1. 测量条件

(1) 均匀平面源

1)泛模充填源:所用放射性核素为 ^{99m}Tc,源的活度为 70～200 MBq。将泛模充满蒸馏水,排尽气泡,混匀,放置 1 h 后使用。其充填部分的平面形状与探头一致,面积大于探头,一般要求其直径(对矩形探头是边长)大出 UFOV 5 cm。对 360 keV 以上的高能准直器,放射性核素采用 ^{131}I(或 ^{113m}In)。

2)泛面源:作为质量控制时,也可以 ^{57}Co 泛面源,其非均匀性不超过±2.5%,活度与面积的要求同泛模充填源。

(2) 准直器　平行孔准直器,与所用源匹配。

(3) 源与探头表面的距离　泛模充填源置于探头表面中心轴上,其下表面应尽可能接近准直器的前端面;如用泛面源,使源的表面与准直器前端面的距离为 50 mm,其间是有机玻璃,在源的背面上也要有 50 mm 厚的有机玻璃覆盖作散射物。

(4) 像素计数　每个像素计数的平均值应>10 K,并予以规定。

2. 测试步骤

(1) 按测量条件做好准备。

(2) 显像矩阵为 128×128。

(3) 两种类型的系统均匀性测试:一种是采集 100～130M 计数产生一个低噪声图像。该图像用于形成一个均匀性校正矩阵来校正临床图像的非均匀性伪影;另一种是每日进行质量控制测试以评价探头的均匀性和稳定性(只需采集 5M 计数)。

3. 计算和分析

(1) 使用被测试 γ 照相机提供的均匀性测试软件,分析 CFOV 和 UFOV 的积分均匀性和微分均匀性,计算精确到 0.1 个百分点,判断是否大于系统的要求。

(2) 因为微小的非均匀性不会造成积分和微分均匀性的显著变化,目测观察也是常用的方法。一个微小的均匀性缺陷会导致 SPECT 断层显像的严重伪影。

(3) 注意系统均匀性测试经常会发生的两类错误:放射源不均匀和采集计数不足引起的统计噪声。如果面源是一种薄层充满液体的塑料模型,需要确保模型中的^{99m}Tc 与水充分混合。一个新的^{57}Co 面源可能包含如^{58}Co 的放射性核素杂质,从而引起图像的不均匀性。可放置 1 个月后再使用新面源,短半衰期的^{58}Co 在此期间衰变到一个不显著的水平。对于探测视野为 500 mm×400 mm 的 γ 照相机,QC 图像必须至少采集 5M 计数,从而使统计噪声保持在一个可控水平。

六、固有空间分辨率

1. 测试条件及设备

使用 20％光电峰对称窗,使用仪器所提供的探头能量、线性和均匀性校正技术。探头卸下准直器,将四象限铅栅模型或 SLIT 铅栅模型(仪器提供固有分辨率测试软件)置于探头表面,尽可能紧贴晶体。四象限铅栅模型由 4 个象限不同宽度和间隔的铅条组成,在同一象限中,铅条宽度和间隔是相等的,铅条厚度为 3 mm,可以吸收 99％以上能量为 140 keV 的 γ 射线。模型的面积应能完全覆盖探头 UFOV。点源,计数率＜20 kcps。测试要分别在探头的 X 和 Y 方向进行。

2. 测试步骤

将点源置于探头中心正前方,与探头表面的距离至少为该探头 UFOV 最大直线长度的 5 倍。采集 3 000K 计数四象限铅栅模型图像,图像存储在 256×256 以上矩阵中。使用 SLIT 模型时,采集计数和存储矩阵按测试软件要求设置。

3. 计算和分析

(1) 使用被测试 γ 照相机提供的固有空间分辨率测试软件。

(2) 如果被测试仪器没有提供固有空间分辨率测试软件,应仔细观察四象限铅栅模型图像,分别在 UFOV 和 CFOV 确定基本清晰可见的铅栅间隔,单位为 mm。

七、固有空间线性

1. 测试条件及设备

20％光电峰对称窗,使用仪器所提供的探头能量、线性和均匀性校正技术。探头卸下准直器,SLIT 铅栅模型置于探头表面,尽可能紧贴晶体。^{99m}Tc 点源,计数率＜20 kcps。测试要分别在探头的 X 和 Y 方向进行。

2. 测试步骤

将点源置于探头中心正前方,与探头面的距离至少为该探头 UFOV 最大直线长度的 5 倍。采集 3 000K 计数 SLIT 栅模型图像,图像矩阵存储在 256×256 以上。

3. 计算和分析

仔细观察探头视野范围内 SLIT 铅栅模型图像的线条有无明显弯曲及弯曲程度。

4. 结果报告

探头视野范围内 X 和 Y 方向上 SLIT 铅栅模型图像的线性情况。

八、固有能量分辨率

1. 测试条件及设备

20%光电峰对称窗,使用仪器所提供的探头能量、线性和均匀性校正技术。探头卸下准直器,装上 UFOV 铅环。^{99m}Tc 点源,计数率<20 kcps。^{57}Co 点源作为参考源,强度与^{99m}Tc 点源相近。要求被测试的 γ 照相机或 SPECT 具有多道分析器,能够存储核素能谱。

2. 测试步骤

将点源置于探头中心正前方,与探头面的距离至少为该探头 UFOV 最大直线长度的 5 倍。分别存储^{99m}Tc 和^{57}Co 的能谱,能谱光电峰所在的通道至少有 10K 计数。参考源^{57}Co 用于标定多道分析器的道宽(keV/道),根据^{99m}Tc 和^{57}Co 的光电峰位置换算出道宽。对于带有能量分辨率测试软件的仪器,测试步骤按该软件要求进行。

3. 计算和分析

使用被测试 γ 照相机提供的能量分辨率测试软件,计算探头视野范围内的能量分辨率。

九、最大计数率

1. 测试条件及设备

20%光电峰对称窗,使用仪器所提供的探头能量、线性和均匀性校正技术,关闭快速采集模式。探头卸下准直器。^{99m}Tc 点源,其强度要足以使系统进入瘫痪状态,约 4 MBq。一个悬挂点源的移动架。

2. 测试步骤

(1) 探头面与地面垂直,点源固定在移动架上,调节点源和移动架位置使其对准探头中心。点源尽可能远离其他物体,从而将散射线降低到最低程度。

(2) 移动点源,逐渐靠近探头,观察计数率变化,当计数率增加到最大值然后开始下降时,记录最大计数率。

3. 结果报告

最大计数率,单位为 kcps。

十、系统灵敏度

1. 测试条件及设备

20%光电峰对称窗,使用仪器所提供的探头能量校正技术。装上低能通用型或低能高分辨型准直器。所需的设备包括 1~5 ml 的一次性注射器,经校正的活度计和系统灵敏度测试面源。

2. 测试步骤

（1）注射器内的放射性活度用活度计准确测定，然后注入系统灵敏度测试面源，模型内溶液深度约为 3 mm。

（2）用活度计再测量注射器的剩余活度，注射器的原活度减去剩余活度得到模型内的活度。

（3）系统灵敏度测试模型置于中心视野内，模型距离准直器表面 100 mm，周围没有散射物体。

（4）测量、记录每分钟计数。

3. 计算与分析

将测量时的模型放射性活度（单位为 MBq 或 μCi）除以每分钟测量计数，得到系统灵敏度。测量时的放射性活度是由模型放射性活度经时间衰变校正得到的。

4. 结果报告

系统灵敏度，单位为 Counts/(μCi · min)，注明所使用的准直器。

十一、全身扫描分辨率

1. 测试条件及设备

20％光电峰对称窗，使用仪器所提供的各种探头校正技术。装上低能通用型或低能高分辨型准直器。扫描视野内放置两支 ^{99m}Tc 或 ^{57}Co 线源，线源置于全身扫描床面，平行于探头平面，计数率 10～20 kcps。

（1）平行于探头运动方向的分辨率：将一支线源置于扫描视野中心（即扫描全程中心），垂直于探头运动方向，偏差≤1 mm。另一支线源平行于第 1 支放置，距离 100 mm。

（2）垂直于探头运动方向的分辨率：将一支线源置于扫描视野中心，平行于探头运动方向，偏差≤1 mm；另一支线源平行于第 1 支放置，距离 100 mm。

2. 测试步骤

探头在扫描床上方对线源作扫描，线源与准直器表面的距离为 100 mm，扫描速度 10～15 cm/min，采用系统推荐的扫描存储矩阵。

3. 计算和分析

在平行和垂直扫描的线源图像上作剖面，得到线扩展函数。采用线性插值法，分别计算平行和垂直扫描方向线源扩展函数的半高宽（full width at half maximum，FWHM）（FWHM 单位为 mm）

4. 结果报告

平行、垂直于探头运动方向的 FWHM（单位为 mm），注明所使用的准直器。

十二、验收检测项目和目的

欧洲核医学学会（European Association of Nuclear Medicine，EANM）物理委员会推荐的验收检测项目和目的参见表 1－1、表 1－2。

表 1-1 γ照相机验收测试(平面显像模式)(EANM)
设备类型:闪烁γ照相机

序号	检测项目	目的	验收检测	参考检测
1	实物检查	检查全系统有无运输损伤(如机架、控制台、准直器、准直器触摸板、数据存储、显示设备),有无产品及设计缺陷	√	
2	计算机时钟	核实γ照相机的数据采集和处理计算机的当日的时间正确		√
3	^{99m}Tc能量窗设定	确定预置的能量窗对称于^{99m}Tc的光电峰		√
4	^{99m}Tc能量分辨率	检查符合规定的^{99m}Tc能量分辨率	√	√
5	本底计数率	检测放射性污染/过度的电子噪声		√
6	^{99m}Tc的固有均匀性(使用默认的能峰窗)——目视和定量	测试对^{99m}Tc光子通量空间响应的均匀性和整体灵敏度(使用默认的能峰窗)(注:假如均匀性不满意,停止进一步测试直至解决引起非均匀性的问题)	√	√
7	能量窗设定——临床使用的其他放射性核素	检查预置的能量窗恰当地集中于临床其他使用核素的能峰		
8	除^{99m}Tc外,其他放射性核素的固有均匀性——目视和定量	测试对由其他临床使用的放射性核素响应的均匀性		√
9	^{99m}Tc的固有空间分辨率和线性——定量(NEMA法)	在整个探头的视野测量固有空间分辨率(FWHM和FWTM)和非线性(积分和微分)	√	
10	^{99m}Tc的固有空间分辨率和线性——目测(使用模型)	用科室内可用的测试模式检测空间分辨率和线性,如四象限铅栅或直角孔模式(注:如空间分辨率或线性不满意,停止进一步测试直至问题解决)		√
11	^{99m}Tc(或^{57}Co)的系统均匀性——目测和定量	使用泛源检测对每种准直器响应的均匀性		√
12	系统空间分辨率和线性——定量(NEMA法)	依据线扩展函数的FWHM测试闪烁照相机的系统空间分辨率;每一准直器均应进行此测试	√	
13	系统空间分辨率和线性——目视	用空间分辨率模型,如四象限铅栅或直角孔模型,获得在探头整个准直视野空间的分辨率和线性的总体印象		√
14	系统平面灵敏度	检测带准直器的闪烁照相机对已知放射性活度的放射性核素源的计数率响应	√	√
15	多窗空间配准	用加法或减法模式,测试由不同的光子能量同时重叠成像时获得的图像	√	√
16	像素大小	确定像素的绝对大小	√	√
17	探头屏蔽泄漏(可选)	检测γ照相机屏蔽是否恰当	√	
18	通过^{99m}Tc非对称能窗的固有均匀性	检查光电倍增管调谐和校正的灵敏条件下,更严格地评估均匀性		√
19	固有计数率性能——空气中	测试γ照相机对入射光子通量增加的固有计数率性能。确定在20%漏记时的计数率和确定最大观测计数率 该测试依赖于周围散射条件,其结果应谨慎与技术参数对比	√	√

续　表

序号	检测项目	目　　的	验收检测	参考检测
20	75 kcps 时固有均匀性和空间分辨率	在75kcps高光子通量是检测显像性能(均匀性和空间分辨率);假如采用高计数率临床研究,应进行此检测	√	√
21	准直器孔对准	检测间隔排列和平行孔准直仪间隔的角度(注:这是一个敏感的评估平行孔准直仪完整性和带准直器非固有均匀性测试的方法)		√

表 1-2　γ 照相机验收测试(全身扫描模式)(EANM)
设备类型:闪烁 γ 照相机

序号	检测项目	目　　的	验收检测	参考检测
1	均匀性	检查全长度扫描速度的均匀性,特别是在扫描路径的任何一端;对于双重通过扫描仪,也应观察和评估图像对位的完整程度;测试在全身扫描的外侧边缘有无计数密度损失;测试患者床的衰减		√
2	空间分辨率和线性——无散射(可选)	避免散射影响,检测平行和垂直与运行方向的空间分辨率和线性	√	√
3	空间分辨率和线性——目测	用空间分辨率模型(如四象限铅栅或直角孔模型)评估空间分辨率和线性,并用相同计数和物理设置得到全身图像和静态图像评估任何纵向偏差;对于双重通过扫描仪,也应观察和评估图像对位的完整程度		√

十三、常规检测频度、标准和评论

(1)上海市核医学质量控制中心推荐的常规质量控制检测频度:均匀性测试和校正,每2周至少一次;四象限铅栅模型测试,每月至少一次。

(2)EANM 物理委员会推荐的常规质量控制检测项目的频度与评论见表 1-3。

表 1-3　γ 照相机常规质量控制测试(平面、全身、SPECT 和 SPECT/CT)(EANM)
设备类型:闪烁 γ 照相机

序号	检测项目	目的	频度	评　　论
1	实物检查	检查准直器和探头配件,确定准直器无任何损坏	每日	检查机械的或其他可能危及患者和工作人员安全的缺陷;假如确认或怀疑准直器损坏,立即进行高计数系统均匀性检测
2	准直器触摸板和机架紧急制动装置	检查触摸板和紧急制动功能	每日	机器运行期间假如与患者或障碍物意外碰撞,准直器触摸板和机架紧急制动装置务必发挥功能;每次更换准直器后必须检查触摸板
3	^{99m}Tc 能量窗设定	确定能量窗对称于 ^{99m}Tc 的光电峰	每日	检查 ^{99m}Tc 的能量窗使用是否正确

序号	检测项目	目的	频度	评 论
4	使用其他放射性核素时的能量窗设定	检测预置能量窗是否已恰当地包括其他临床使用放射性核素的大部分光电峰	使用时每日	检测频度应适应特定的 γ 照相机和其他放射性核素使用的频率
5	本底计数率	检测放射性污染/过度的电子噪声	每日	恒定测量条件下本底计数率应该是稳定的
6	对 ^{99m}Tc（或 ^{57}Co）的固有/系统均匀性和灵敏度——视觉	测试对 ^{99m}Tc（或 ^{57}Co）光子通量空间响应的均匀性和总灵敏度	每日	视觉检查固有或系统（可选方便的）均匀性，如用固有均匀性法，用低计数采集；如用系统均匀性法，每一准直器应定期进行系统均匀性检测（最好用高计数检测）；记录 cps/MBq 以检查和监测灵敏度
7	对 ^{99m}Tc（或 ^{57}Co）的固有/系统均匀性和灵敏度——定量	用定量指标监测均匀性趋势和检查灵敏度	每周/每月	应选择最方便的方法，监测均匀性指标：从高计数影像的 CFOV 和 UFOV 获取积分和微分均匀性；如选择固有法测试，通常高计数的系统测试也是需要的，特别是怀疑准直器损坏时；记录 cps/MBq 以检查灵敏度
8	对其他放射性核素的固有均匀性	测试对由其他临床使用的放射性核素发射光子通量响应的均匀性	每3个月	定期测试探测器对每个使用放射性核素响应的均匀性；测试频率根据使用放射性核素的频度调整
9	空间分辨率和线性——目视	检测空间分辨率和线性失真	每6个月	目视——四象限铅栅或正交孔模型，根据方便情况选固有或系统法；如果使用一个正交孔模型并有特殊的可用软件，可量化检测
10	多窗空间配位	用加法或减法模式，测试在不同的能量窗同时获得的重叠的影像	每6个月/每年	与双放射性核素显像或多能窗放射性核素（如 ^{67}Ga 或 ^{111}In）显像有关
11	像素大小	确定绝对像素大小	每6个月	像素大小对于定量成像、多模态匹配和衰减校正尤其重要
全身				
12	全身扫描空间分辨率	测试与探头运动方向平行和垂直的空间分辨率	每年	使用线源或点源，放置沿着全身扫描长度不同的位置，要注意在全身扫描开始和结束的空间分辨率
SPECT				
13	探头倾斜	调整探头倾斜与 Y 轴对齐	使用前	依赖手工调节探头倾斜度，可使用水平仪或量角器来调节
14	均匀性校正	用均匀性校正软件更新均匀性图	根据需要	每次探测器均匀性超出 SPECT 可接受限度时进行
15	COR 对准	检查机械和电子 COR 的对准，即在 X 和 Y 方向 COR 的漂移量位于可接受范围内	每周/每月	测试频度应依据探头 COR 的稳定性而调整，所有用于 SPECT 的准直器均应检测；确保 X 和 Y 轴方向的检查规程
16	COR 校正	更正 COR 漂移值	根据需要	当 COR 漂移值超出可接受范围时应进行 COR 校正
17	断层空间分辨率	在无散射时检查断层的系统空间分辨率	每6个月	用数据采集或重建处理来检查断层空间分辨率有无降低

续　表

序号	检测项目	目的	频度	评论
18	系统整体性能	检测断层显像的均匀性、对比分辨率和衰减校正(如果有)	每6个月	使用整体性能模型,检测用均匀放射性(无球体/棒插入)重建层面的均匀性和用有冷球体或棒层面的对比分辨率,假如有可用的衰减校正软件,应用于这些图像处理
19	衰减校正:放射性核素透射源	检查放射性核素透射源的均匀性和计数率响应	使用时每日	创建衰减校正图需要良好的均匀性和足够计数的透射图像,每当使用这种校正方法时应检查这两个参数

注:COR,旋转中心(center of rotation)。

探头均匀性:可以测试探头的固有均匀性(不用准直器)或系统均匀性(用准直器)。固有均匀性测试使用放射性点源,而系统均匀性测试使用泛源或面源(如^{57}Co)。假如每次使用相同量的放射性,探头均匀性测试也可与监测探头的灵敏度配合。探头的灵敏度改变会影响预置计数采集的总时间。

基于 NEMA 标准定量评估均匀性:中心视野(CFOV)和有效视野(UFOV)的积分和微分测定。

采集计数:低计数 3～4M,高计数每像素约分布 10^4 计数(例如:矩阵图像 64×64 采集30～40M)。

多探头照相机:要求评估每一个探头的均匀性。

测试多探头照相机的 COR 对齐和校准:应对所有临床使用探头的配置方式进行,例如双探头照相机的 H-模式(180°相对配置)和 L-模式(90°角配置)。

(3) 美国放射学会(American College of Radiology,ACR)模型测试标准

核医学平面显像(四象限铅栅模型):

1) ^{99m}Tc 或 ^{57}Co

固有空间分辨率显像:

满意(satisfactory):低对比度的图像中能分辨四象限模型中 2.5～2.9 mm 铅栅的象限;

临界(marginal):分辨四象限模型中 3.0～3.4 mm 铅栅的象限。

系统空间分辨率显像:

满意:分辨四象限模型中 3.0～3.4 mm 铅栅的象限;

临界:分辨四象限模型中 3.5～3.9 mm 铅栅的象限。

2) ^{201}Tl、^{67}Ga 或 ^{111}In

固有空间分辨率显像:

满意:低对比度的图像中能分辨四象限模型中一个象限的 3.0～3.4 mm 铅栅;

临界:分辨四象限模型中 3.5～3.9 mm 铅栅的象限。

系统空间分辨率显像:

满意:分辨四象限模型中 3.5～3.9 mm 铅栅的象限;

临界:分辨四象限模型中 4.0～4.4 mm 铅栅的象限。

第三节　SPECT

一、SPECT 基本结构与功能

单光子发射计算机断层仪(single photon emission computed tomography,SPECT)是对

单光子放射性核素发射的 γ 射线进行探测的发射型计算机断层设备。现代 SPECT 多以旋转 γ 照相机为基础,加上计算机构成。与常规 γ 照相机相比,某些方面有所改进。为克服探头旋转过程中地球磁场变化对 PMT 性能的影响,必须增强 PMT 的磁屏蔽。系统的均匀性、线性、稳定性要求均高于常规 γ 照相机。还要装备旋转机架和低衰减的检查床,配备计算机和 SPECT 的专用软件,以实现对机架运动控制和图像重建等功能。这些改进不但使设备具有断层功能,也提高了平面显像性能。SPECT 除了 γ 照相机可获取的静态、动态、门控和全身扫描的图像外,还可通过探头旋转采集不同角度的信息并进行图像重建而获得各个断层的放射性药物空间分布的图像。如具备相应的硬件、软件,双探头 SPECT 还可通过高能准直成像或符合线路显像获取正电子放射性药物分布的断层图像。

基于 SPECT 的结构和功能,SPECT 断层性能测试应在 γ 照相机性能测试之后进行,γ 照相机性能的下降会显著影响断层性能。如进行正电子显像,同样应定期进行相关质量控制的检测。

二、SPECT 性能测量的共同要求

(1) 所有的测量都应用 GB/T 18989—2013 中表 1 规定的脉冲幅度分析器窗,用其他设定的窗(如制造者规定的窗)可以作其他附加的测量。

(2) 如果没有别的规定,测量的计数率应$\leqslant 2 \times 10^4$ s。

(3) 测量前对装置的调试应采用制造者所有的常规步骤,而不应为特定参数的测量做专门的调试。

(4) 除非另行规定,对装置的每一个探头均应测量覆盖 360°角度范围内的一套完整的数据。对多探头系统,还应提供获得整套数据所覆盖的最小旋转范围(如对三探头是 120°)。如果 SPECT 按影响性能参数的非圆形轨迹运行,实验结果应另行报告。

(5) SPECT 在平面操作方式下的性能参数应首先测量,应按 GB/T 18989—2013 和 GB/T 18988.3—2013 的规定测量各种性能。

(6) 任何一项测量如果不能按标准的规定进行,则应说明偏差的原因和进行测量的环境。

三、SPECT 测试模型

1. 测试 SPECT 分辨率的三点源模型

三点源模型用于测量空气中的 SPECT 分辨率(即在无散射的条件下)或测量 COR 校准。点源应尽可能制成球状,换言之,它的横断面与轴向的范围在长度上相似。他们的最大尺寸(放射性的轴向长度)$\leqslant 2$ mm,点源间的放射性活度差异$\leqslant 10\%$。固定架造成的散射可以忽略不计。

2. 测试 SPECT 分辨率的三线源模型

有散射的 SPECT 分辨率测试使用模型,该性能测试通常是验收测试和年度测试的一部分。此模型由 1 个塑料(透明合成树脂或有机玻璃)圆柱体容器及 3 个沿轴向方向的线源构

成。圆柱体容器装满水而模拟成散射介质。线源可采用 ^{57}Co 线源插件,或在空心金属管中充满 ^{99m}Tc 溶液。线源的内径≤2 mm。

3. 整体性能测试模型

图像质量或整体 SPECT 系统性能,如噪声、断层均匀性、对比度和病灶检测能力,均可使用整体性能模型测试。以下为一些经常使用于评估 SPECT 系统性能的模型,这些模型也可用于评估 PET 系统性能的测试。

(1) Carlson 模型 Carlson 模型(由 Carlson RA 等设计并开发,Hutzel 医院,Detroit,MI,USA)经常被用于评估断层均匀性、图像对比度、噪声和线性。模型主缸用有机玻璃制成,其内径 20.32 cm、外径 21.59 cm、长度 30.48 cm,另外还包含各种插件(图 1-3)。热区插件部分在固体有机玻璃块上有 8 对钻孔,直径分别为 4.7、5.9、7.3、9.2、11.4、14.3、17.9 和 22.3 mm,模型内注入放射性溶液后圆孔内为热区。冷棒和球体插件含 7 个棒和实心球,棒的直径分别为 5.9、7.3、9.2、11.4、14.3、17.9 和 22.3 mm,球体附着于棒上,其直径与相应的棒相同。实体棒和球体均模拟冷区病灶。线性/均匀性截面插件的有机玻璃块切断通道的交错网格可用于评估线性。使用时模型内注入充分均匀的 ^{99m}Tc 液体,其中插件部分用于测试断层分辨率(热区和冷区)、线性和对比度,均匀溶液部分用于测试断层均匀性。模型采集和处理后的图像见图 1-4。

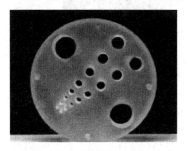

A. 热区插件

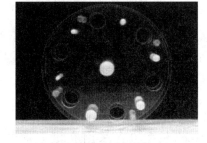

B. 冷棒和球体插件

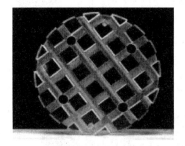

C. 线性/均匀性截面插件

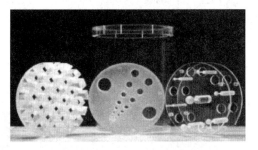

D. Carlson 模型容器主缸和 3 个插件

图 1-3 Carlson 模型容器及插件

(2) Jaszczak 圆形和椭圆形模型 与 Carlson 模型相似,Jaszczak 椭圆和圆形模型是在维修或定期检修后以及验收测试或季度测试时用于评估 SPECT 系统的整体性能。除了上述目的之外,可以使用这些模型评估重建过滤对分辨率的影响,以及其他目的的研究工作。

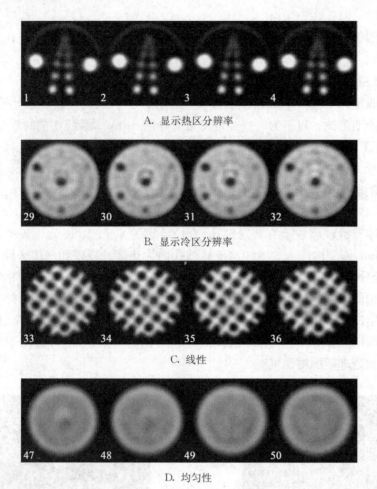

A. 显示热区分辨率

B. 显示冷区分辨率

C. 线性

D. 均匀性

图 1-4　Carlson 模型显像图

Jaszczak 模型包含采用有机玻璃制成的主缸和数个插件（图 1-5），由美国 Data Spectrum 公司生产和销售。Jaszczak 模型可能有圆形或椭圆形的主缸，产生数个不同的风格。圆形凸缘模型的所有模式的主缸圆柱体有相同的物理规格：内径 21.6 cm、高度 18.6 cm 和壁厚 3.2 mm。不同模式的凸缘圆柱体 Jaszczak 模型之间的主要差异是实体棒和固体球插件直径的大小。圆形模型有凸缘和无凸缘两种，后者是 ACR 推荐的核医学部门认证使用的模型。这些不同型号的模型可用于测试系统从空间低分辨率至超高分辨率的性能。

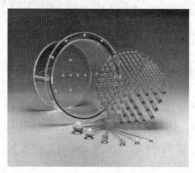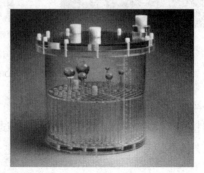

图 1-5　Jaszczak 模型容器及插件（美国 Data Spectrum 公司）

　　所有 Jaszczak 模型均由 6 个实心球体和 6 套冷棒组成。在凸缘模型中,不同型号模型的球体大小有所不同。无凸缘的模型中,球体的直径是 9.5、12.7、15.9、19.1、25.4 和 31.8 mm,而杆的直径为 4.8、6.4、7.9、9.5、11.1 和 12.7 mm。固体球和杆插件在一个放射性热区的背景下模拟冷区病灶。球体用来衡量图像的对比度,而棒用于 SPECT 图像分辨率的测试。图 1-6 为从无凸缘高级(deluxe)Jaszczak 模型获取的显像图。

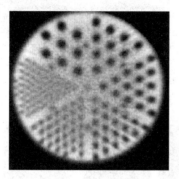
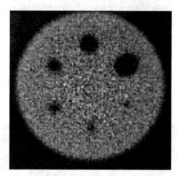

A. 冷棒层面　　　　　　　　　　　　　B. 冷球层面

图 1-6　采用无凸缘高级 Jaszczak 模型获取的显像图

　　4. 拟人躯干模型

　　拟人的躯干模型,用于 SPECT 测试评估数据采集、衰减校正和图像重建。它们通常模拟或模仿一般男性或女性患者的上部躯干(从心脏到横膈膜)。这些模型包括身体塑性(椭圆形)主缸及可填充的器官插件,如心脏、肺、椎体和肝脏(图 1-7)。缺损也可添加到心脏插件内。肺插件以充满泡沫塑料珠子和水来模拟肺组织密度。模型可以用于评估非均匀衰减校正方法(包括在 SPECT/CT 系统中基于 CT 扫描的衰减校正)和散射补偿方法。

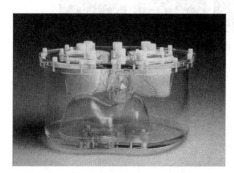
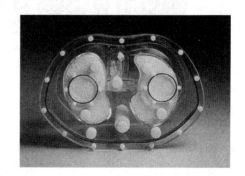

A. 前面观　　　　　　　　　　　　　　B. 顶面观

图 1-7　拟人躯干模型

　　5. Hoffman 脑 3D 模型

　　这个由 Hoffman 等开发的模型,提供了一个正常大脑放射性分布的解剖学准确模拟(图 1-8)。通过此 3D 模型,可以模拟脑部组织的血流和代谢活动。它既可用于 PET 和 SPECT 系统优化和研究采集、重建程序,以及评估衰减和散射校正方法,又可用于测量成像系统的性能,还可用于评估 SPECT、PET 与 MR 的配准技术。采用 3D 模型显示重建的 SPECT 影像见图 1-9。

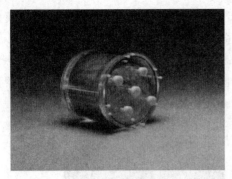
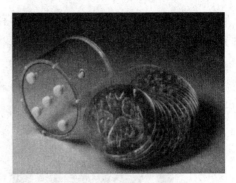

A. 模型整体   B. 模型主缸和脑 3D 插件

图 1–8 Hoffman 脑 3D 模型

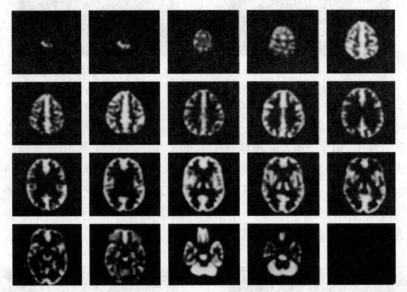

图 1–9 Hoffman 脑 3D 模型 SPECT 显像

四、旋转中心偏移

1. 测试条件

(1) 所用放射性核素为 ^{99m}Tc 或 ^{57}Co,点源 1 个(或数个),点源为≤2 mm 的球体,活度约 4 MBq(某些厂商的 SPECT 系统使用线源)。

(2) 点源的位置,径向离系统轴至少 5 cm,轴向应包含在下列 3 个切片内。

(3) 旋转中心(center of ration,COR)偏移测量至少应对轴向(Z 方向)上的 3 个切片进行,1 个切片在视野的中心,另外 2 个切片离中心的距离为轴向视野的±1/3。

(4) 在 360°上的等距离投影至少 32 次。

(5) 旋转半径为 20 cm,探头的倾斜尽可能接近零。

(6) 每一幅图像应至少获取 10K 计数。

（7）像素边长≤4 mm。

2. 测试步骤

（1）对由上述规定的 3 个切片进行投影。

（2）对每一个切片，以>32 个等距离在 360°上投影，每个投影获取一帧图像，每一帧图像至少获取 10K 计数。

（3）单探头取 360°旋转，双探头取 180°旋转，三探头取 120°旋转。使用相同的旋转半径，保持连续性以便与以前的 COR 测试结果进行对比。

3. 数据的处理和分析

通常采集结束后，应用厂商提供的软件分析 COR 的数据，现代新的 SPECT，128×128 矩阵处理分析 COR 的数据偏移应<0.5 像素，旧的机器应<1.0 像素。

另外，COR 数据采集后计算机会自动对患者断层数据采集进行旋转中心漂移的实时校正，有的公司软件分析认为还可显示旋转中心漂移的情况。

五、系统整体性能测试

1. 模型的准备和制作

（1）商品化的断层模型用于测试 SPECT 断层总体性能。使用时模型内注入充分均匀的 ^{99m}Tc 液体，放入插件，其中插件部分用于测试断层分辨率、线性和对比度，均匀溶液部分用于测试断层均匀性。

（2）将水充填与模型内直至顶部，存在微小的气泡（5~10 ml）是允许的。

（3）模型中加入 740 MBq（20 mCi）的 ^{99m}Tc，封闭入口，轻轻摇晃，使模型内的 ^{99m}Tc 与水充分混匀，气泡在模型内的晃动有助于液体混匀。

2. 图像的采集

（1）将最高分辨率的准直器安装在探头上。

（2）将模型置于检查床上，如检查床有头托，则将模型放置于其上。

（3）利用气泡水平仪观察模型是否放置在检查床的水平位置，调整模型位置，使其与旋转轴线平行。

（4）调整床的高度，使模型的中央部位到达或接近旋转中心的高度。

（5）使探头尽可能靠近模型，并使探头在 360°旋转时不会碰到检查床。

（6）采集时使用下列参数：矩阵为 128×128；探头视野为 40 cm 时，图像不放大，探头视野为 50 cm×40 cm 时，放大倍数为 1.5；采集 128 帧图像；每帧 30~40s，每帧计数 1M；圆形轨迹采集 360°，心脏专用 SPECT 采集 180°即可。

3. 图像的处理

（1）应用 ramp 滤波重建或者用最小平滑的其他滤波函数。

（2）取 1 像素厚度。

（3）用衰减校正系数 0.1~0.12 进行衰减校正。

4. 图像的评估和解读

横断切面包括 4 个测试部分，即冷区分辨率、热区分辨率、均匀性及线性（仅限于

SPECT/PET 模型)。在分辨率部分仔细观察能够较为清晰分辨的最小冷热区,在均匀性部分观察是否存在环形伪影,线性部分观察是否存在非线性失真。

单探头 SPECT 系统在装有高分辨率准直器时,应能分辨 9 mm 的孔。双探头配备超高分辨率准直器的 SPECT 可分辨出 7mm 直径的孔。所有冷的孔在单探头或双探头检查时均能分辨。对比度应与系统验收测试的结果进行对比。模型的活度均匀部分应该显示良好的均匀性且无环形伪影。

5. 结果报告

描述断层横断切面的分辨率、均匀性和线性,注明所使用的准直器,记录所有采集数据和重建条件。

六、验收检测项目和目的

EANM 物理委员会推荐的验收检测项目和目的参见表 1-4。

表 1-4　γ 照相机验收测试:SPECT* (EANM)

设备类型:闪烁 γ 照相机——有或无 CT

序号	检测项目	目　的	验收检测	参考检测
SPECT 1	COR	测试校准探头的 X 和 Y 轴		√
SPECT 2	断层空间分辨率——空气中(无散射)	测量空气中断层显像的系统空间分辨率,确保重建处理不因断层采集或重建而降低质量	√	√
SPECT 3	探头间的灵敏度	多头 SPECT 系统:整个系统测试以确定各个带准直器探头之间采集断层数据灵敏度的差异	√	√
SPECT 4	总体系统性能:均匀性和对比分辨率	测试断层均匀性和对比分辨率,并测试衰减校正**;应该使用总体性能模型(如 Jaszczak 模型)		√
SPECT 5	断层分辨率——有散射	在临床条件下测量系统的断层分辨率,换言之,用实际使用的旋转半径并有散射存在的临床条件下获取断层分辨率	√	√

* :系统的断层性能验收测试开始前:平面显像性能必须令人满意和可接受;根据制造商建议的所有临床使用的探头配置,必须进行断层旋转中心的校准和探头与患者床的对准;为了采集的 SPECT 数据校正必须采集高计数均匀性校正图。测试应对每一探头分别进行,并作适当组合。

* * :应使用制造商推荐的方法,检查放射性核素源衰减校正系统。

七、常规检测频度、标准和评论

(1)上海市核医学质量控制中心推荐的 SPECT 常规质量控制检测频度　均匀性测试和校正,每 2 周至少一次;COR 测试和校正,每月至少一次;四象限铅栅模型测试,每月至少一次。

采用系统性能测试 Carlson 模型和 Hoffman 脑 3D 模型进行单光子及正电子性能测试(如有符合线路显像功能),每年一次。

(2)中华医学会核医学分会 SPECT 性能质量控制(2014 年版)推荐频率　SPECT 探头

能峰,每日一次;SPECT 探头均匀性,每周一次;SPECT COR,每月一次;SPECT 探头分辨率,每季度一次;模型测试,每年一次。

（3）上海市核医学质量控制中心现行的 SPECT 的质控标准

1）均匀度误差:积分固有均匀度(有效视野及中心视野)误差应<3%;或积分系统均匀度(有效视野及中心视野)误差应<3%。

2）旋转中心测试及校正:装机 3 年内的仪器误差应<0.5 个像素(3.5 mm);装机>3 年的仪器误差应<1.0 个像素(7.0 mm)。

3）模型测试(暂由质控中心组织,每年一次)

单光子(^{99m}Tc)性能:

系统模型分辨率测试:热区及冷区的分辨率装机 3 年内的仪器应<10 mm;装机>3 年的仪器应<12 mm;线性测试经视觉分析 X、Y 轴呈直线,无变形弯曲为合格。均匀性测试经视觉分析均匀为合格。Hoffman 脑 3D 模型测试要求脑内核团(丘脑及基底节)显示清晰。

正电子(^{18}F)性能:

系统模型分辨率测试:根据上海核医学实际情况,热区及冷区的分辨率符合线路 SPECT 应<15 mm。Hoffman 脑 3D 模型测试要求脑内核团(丘脑及基底节)显示清晰。

（4）EANM 物理委员会推荐的 SPECT 常规质量控制检测项目的频度与评论 参见表 1-3。

（5）ACR 模型测试标准

1）ACR 认可的 SPECT 模型的^{99m}Tc 空间分辨率(一个分割单元上必须至少显示 75%的棒可作为这一组"看见")

通用平行孔准直器:

满意:高对比度分辨 9.5 mm 棒;

临界:低对比度分辨 9.5 mm 棒。

高分辨平行孔准直器:

满意:高对比度分辨 7.9 mm 棒;

临界:低对比度分辨 7.9 mm 棒。

2）ACR 认可的 SPECT 模型的^{201}Tl、^{67}Ga 或^{111}In 空间分辨率(一个分割单元上必须至少显示 50%的棒可作为这一组"看见")

通用平行孔准直器(^{201}Tl)或中能通用平行孔准直器(^{67}Ga 或^{111}In):

满意:可见 11.1 mm 棒;

临界:可见 12.7 mm 棒。

高分辨平行孔准直器(^{201}Tl):

满意:可见 9.5 mm 棒;

临界:可见 11.1 mm 棒。

3）核医学 SPECT 模型(高级 Jaszczak 模型)(假如一个模型有 2 个"临界"得分等同于"不及格")

^{99m}Tc SPECT

均匀性（通用和高分辨准直器）：

满意：伪影仅在整套显像的几个层面出现，并且认为无临床意义；

临界：明显的伪影在一或多个层面可见，但它们很可能不影响临床检查的解读；

不及格：强大的伪影在相同光度的一个或更多层面可见，它们将可能影响临床检查的解读，此设备不可临床使用。

空间分辨率（通用和高分辨准直器）：

满意：可见低对比度的 11.1 mm 棒；

临界：可见高对比度的 12.7 mm 棒。

对比度（通用和高分辨准直器）：

满意：可见高对比度的 19.1 mm 和更大的球体；

临界：可见低对比度的 25.4 mm 和更大的球体。

八、影响 SPECT 成像质量的因素

由于成像原理和技术的限制，SPECT 与 X 线 CT 和 MRI 相比，图像的统计噪声大，空间分辨率差，部分容积效应和重建伪影表现更严重，影响了核医学诊断的精确性。了解这些问题及其产生的原因，对于 SPECT 设备的正确使用和技术改进都十分必要。

1. 图像统计噪声与空间分辨率

图像的噪声包括结构噪声与统计噪声。前者造成图像畸变，可以在系统的设计和制造中尽量减小（如电子学噪声）；后者是因像素值的随机性引起的，使图像呈现斑驳的样子，好像洒上了沙子，这是影响核医学图像品质的重要因素。我们通常分析图像的信噪比（signal-to-noise ratio，SNR），而不是噪声的绝对水平，因为能否从图像中辨别出病灶，取决于有用信号幅度与噪声幅度的比值。

空间分辨率通常用点源或线源的扩展函数半最大值宽度（full width at half maximum，FWHM）表示。作为三维成像设备，SPECT 有两个方向的空间分辨率指标，一是横向的（断层平面内的）；另一是与系统轴平行的（垂直于断层平面的）轴向空间分辨率。空间分辨率不佳使得图像模糊，难以展现放射性分布的细节和分辨小的组织结构。现代 γ 照相机的固有分辨率已经接近最佳理论分辨率，系统空间分辨率主要由准直器决定。高分辨率准直器必然伴随着低探测效率，采集计数减少又使信噪比变差，所以人们不得不在探测效率和空间分辨率之间折中选择。另一个事实是，准直器的分辨率决定了投影线的宽度，它会随着深度增加而逐渐变宽，造成投影图像在远离探头的位置更模糊。因而导致采用 180°扫描时，断层图像中深层结构的模糊增加，以及偏离中心小物体的几何失真。如果采用 360°扫描，把相反方向的投影进行平均，可以使得分辨率在整个图像中基本保持一致。然而，这种平均使系统取得离准直器一定距离处的分辨率，而不是准直器的最佳分辨率。由于人体中心在 360°扫描过程中总是不能贴近准直器，所以断层图像的中心相对于边缘仍然比较模糊。

SPECT 图像的空间分辨率还与投影的线性采样密度及角度采样密度有关。如果希望拍摄 64×64 的断层图像，可选用采集矩阵 64×64，视角 6°的采样间隔，它的典型断层厚度为 24 mm。若拍摄 128×128 断层图像，可选用采集矩阵 128×128，视角 3°的采样间隔，它的典

型断层厚度为 12 mm。断层图像的质量高低不仅表现为图像矩阵尺寸,还取决于统计噪声的大小,与 64×64 的图像相比,要获得同样质量的 128×128 的断层图像,需要采集 5.6 倍的光子数。

滤波反投影重建所用低通滤波窗函数,同时影响断层显像的空间分辨率和噪声水平,提高滤波窗函数的截止频率,可以改善图像的空间分辨率,但噪声同时加大。临床上可以针对不同的成像对象定义不同的滤波窗函数。

2. 分辨体积和部分容积效应

分辨体积是 SPECT 的系统特性之一,它由横向和轴向空间分辨率决定,大致是直径 2×FWHM(横向)、高 2×FWHM(轴向)的圆柱体。SPECT 产生的图像表现为每个体积元(voxel)中的放射性含量,当放射源大于或等于分辨体积时,体积元的计数值同时也反映了其中放射性药物的活度浓度。但是,当药物聚集区小到只是部分占有分辨体积时,相应体积元的计数值只代表其中的放射性总量,不能反映药物的活度浓度。换言之,当放射源大于或等于分辨体积时,图像不失真,放射源比可分辨体积小时,就会使图像失真。这是因为对于小体积源,全部 γ 照相机计数会分布在比其物理尺寸大的体素上,因此它看上去比真实尺寸大、比真实活度浓度低,这就是部分容积效应,其对于 SPECT 图像的定性和定量解释有重要的影响。

从图像测出的一个活性体积内的活度浓度与该体积内的真实活度浓度之比称为复原系数(recovery coefficient,RC),它是源尺寸的函数。从原理上讲,如果知道系统的空间分辨率和物体的实际尺寸,就可以使用 RC 校正小物体被低估的活度浓度。在模型研究中这种方法很有效,但临床上很难确定病灶的实际体积,不易有效地使用此方法进行校正。

3. 重建伪影

各种重建算法都有沿投影线计算或修正像素值的过程,即反投影运算。如果视角采样间隔过大,反投影计算会导致放射状伪影,尤其当断层中有高浓聚度点源时,会出现非常明显的、通过该点的放射状线条。

旋转 γ 照相机式 SPECT 采用同一个探头做投影扫描,探头的不均匀性在反投影重建过程中将"抹"成一个圈,产生很显眼的环状伪影。在滤波反投影图像采集中,投影数据中的噪声和缺陷(主要是探头本身的非均匀性)会被放大,尤其是高频成分被强烈地提升,所以 SPECT 做断层成像时对探头性能的要求比平面显像时显著要高。

光电倍增管的增益会受外界磁场的影响,电力线、变压器和 MRI 是医院中常见的磁场源,甚至光电倍增管与地磁场的交角改变都会改变它的增益。虽然这种改变是轻微的,γ 照相机平面显像可以不考虑,但是由于重建过程的误差传播效应,某个视角的投影轻微畸变,都可能使断层图像产生明显的条状伪影,所以在做 SPECT 探头的非线性和非均匀性校正时,要考虑到外界磁场的影响,探头在不同位置使用不同的校正因子。图像采集计算都是按照精确的圆周扫描轨迹推导出来的,实际的扫描机架总存在机械误差,旋转中心的偏移和探头倾斜会造成投影数据的位置和视角误差,使重建图像模糊或产生伪影。可以在质量控制过程中测量偏心值与视角的函数关系,并在图像采集中进行校正。

九、影响 SPECT 图像定量化的因素及其校正方法

随着核医学的发展,人们已经不满足于定性地观察图像,对图像进行定量分析日益成为临床的常规应用和基础研究的需求。然而,程序过程的复杂性往往使 SPECT 图像不能严格对应放射性药物的活度浓度分布。影响图像定量精度的因素众多,涉及临床应用的主要原因包括物理因素和患者因素两类。

1. 人体衰减的测量和校正

人体对 γ 光子的吸收严重影响 SPECT 的成像结果。例如,心肌中的 ^{201}Tl 产生的 80 keV 的 γ 光子,约有 25% 到达前胸壁;位于 7.5 cm 深处的 ^{99m}Tc 源,其发射的 140 keV 的 γ 光子只有不足 50% 能被探测到。人体躯干的厚度越大,越靠近图像中心的计数损失越多,肥胖患者尤其严重。在采用 180° 扫描 ^{99m}Tc - MIBI 或 ^{201}Tl 心肌血流灌注显像时,由于心肌周围组织的衰减,很容易使图像不能精确反映心肌血流灌注的真实情况。女性乳房的衰减往往使前壁和上间壁图像暗淡,男性横膈膜的衰减会造成后壁图像计数稀疏,医生可能误认为这些部位的心肌血流灌注异常。所以,衰减校正是非常重要的。

要校正衰减对断层图像的影响,必须知道被成像体段的线衰减系数分布图(μ - map),但 SPECT 的发射图像中不含线衰减系数分布信息。透射成像得到的图像正是 μ - map,其方法是在患者体外安置一个放射源,让它发射的 γ 射线穿过人体,在 SPECT 探头上成像。例如,Siemens 的 E. CAM 做心脏成像时,将两个探头互成 90° 角放置,在探头对面安置 ^{153}Ge 多线源阵列。^{153}Ge 透射源辐射 102 keV 的 γ 射线,与人体中 ^{99m}Tc 或 ^{201}Tl 标记的药物所辐射的 γ 射线能量不同,系统据此区分透射和发射的 γ 光子,每个探头都在不同的能窗中采集透射和发射投影。获取透射扫描的方案有很多,除了此发射扫描和透射扫描同时进行之外,也可以相继完成。

CT 扫描也属于透射成像,能给出 μ - map。为使 CT 扫描图像与 SPECT 图像严格配准,最好是把 SPECT 和 CT 安装在同一个机架上,构成 SPECT/CT 复合成像系统,患者无需移动就可以完成透射成像和发射成像。X 线管产生的 X 线具有连续的能谱,用 X 线测量的人体线衰减系数与核医学使用的单能光子的线衰减系数不同,人们可以根据实验数据计算出两种衰减系数之比,把 CT 断层图像转换成衰减校正所需的 μ - map。

2. 人体散射的估计和校正

康普顿散射是 γ 光子与人体作用的主要机制。康普顿散射非常复杂,它受放射源的深度、γ 光子的能量、散射物质的几何分布和物理特性等因素的影响,而且散射过程是随机的,结果因患者而异,多次散射的情况更为复杂。为了校正散射造成的图像质量下降,首先必须估计光子对成像的贡献,然后将其从投影数据或重建数据中减除。目前较常使用的是双窗法,即在全能峰窗口和散射窗同时采集图像,两者相减得到无散射的真实图像。由于在低能窗测定的计数毕竟不是全能峰窗内的真实散射计数,所以这只是一种近似的方法。更精确的方法是,先利用透射成像获得患者的解剖结构图,根据不同组织的物质特性建立散射模型。采用迭代法进行三维图像重建时,需计算散射对全能峰窗口计数的影响。这种方法的计算工作量非常大,给图像重建带来一定的挑战。

3. 患者因素和运动校正

由于放射性药物在患者体内的分布取决于人体的生理和解剖结构,所以采集到的投影数据会受到若干患者因素的影响。患者身体的尺寸决定衰减和散射效应的大小。其组织分布和密度影响衰减和散射效应的特征,导致图像定量的不准确。

SPECT 扫描约需要 20 min,在数据采集过程中,患者的自主和非自主运动将使图像产生运动伪影。例如处于仰卧位的患者,呼吸和咳嗽会造成肺和心脏的移动;在 ^{201}Tl 运动-再分布检查中还能观察到:运动时心脏向下爬行,运动后心脏向上爬行。如果在数据采集过程中脏器有上下移动,重建图像必将发生纵向模糊,并影响放射性的定量测量。

患者不可能长时间屏气,缩短采集时间虽然可以减轻图像模糊,但是获取的 γ 光子数减少,图像质量会下降。可以用压力传感器检测患者的呼吸运动,采用门控的方法,在呼吸周期的特定时相(如呼气末)采集数据。也可以将呼吸周期分成若干时相进行数据采集,得到一系列反映呼吸过程的肺部动态图像。

人们仍在努力寻找精确监测人体及脏器运动情况的手段和方法,有人采用光学装置实时监测人体的位移和转动;有人给患者植入标记物,通过 X 射线或核素成像监测脏器的运动;对于具有同时进行透射和发射成像的 SPECT/CT 复合成像系统,利用高分辨率的透射解剖图像确定脏器的运动状况,对发射图像进行运动校正也是一种可行的办法。

第四节 SPECT/CT

一、SPECT/CT 基本结构与功能

SPECT/CT 扫描仪为含有 SPECT 和 CT 的一体化设备,其建立在同一机架、同一扫描床、同一采集处理工作站硬件基础上。SPECT 和 CT 扫描为序列化完成。SPECT 显像不仅能显示脏器和病变的位置、形态、大小等解剖结构,还可以提供有关脏器的血流、代谢及功能等方面的定量、定性信息,具有灵敏度高等优点。CT 具有良好的解剖分辨率,特异性高。SPECT/CT 融合显像将 SPECT 的高敏感性和 CT 的解剖特异性有机结合起来,能有效提高病灶的鉴别能力和定位能力,从而提高诊断的准确率。CT 图像提供的解剖结构信息可以用于对 SPECT 图像进行衰减校正,特别是 X 射线和 γ 射线具有类似的物理特性、生物学特性,采用 X 射线信息对 γ 射线衰减进行校正可以获得精确的结果。

目前,SPECT/CT 设备主要朝两个方向发展。一是配置低剂量 CT 的 SPECT/CT,这一类 CT 主要用于对 SPECT 图像进行衰减校正、计算内照射辐射吸收剂量以及对 SPECT 图像的病灶进行定位。但是,这一类 SPECT/CT 设备中的 CT 由于旋转的速度慢,不能进行增强 CT 扫描。另一是配置具有诊断价值 CT 的 SPECT/DCT(diagnostic CT),这一类 CT 具有独立诊断临床价值,而且可以实现增强扫描。一般 SPECT/DCT 多选择 8 排以上的 CT,以达到完成增强扫描和心脏 CT 扫描的目的,同时也可以降低患者的辐射吸收

剂量。

二、验收检测项目和目的

SPECT/CT 验收检测可参考 EANM 物理委员会推荐的内容，见表 1-4 和表 1-5。

表 1-5   X-CT 作为 PET/CT 和 SPECT/CT 系统的一部分（对诊断应用的验收检测）

序号	检测项目	目　　的	验收检测	参考检测
CT 1	实物检查	检查 PET/CT 或 SPECT/CT 系统的 CT 扫描仪部分有无运输损伤和产品及设计缺陷	√	
CT 2	X 射线扫描仪验收	CT 扫描仪是 X 线装置，必须根据国家辐射安全法规在适当的辐射防护顾问和放射诊断学的医学物理学专家指导下进行检查；验收测试应包括扫描仪的性能以及辐射安全	√	√
CT 3	CT 值准确度	检测 CT 值准确度	√	√
CT 4	SPECT/CT 或 PET/CT 图像配准	为了衰减校正和图像融合，检查 PET 或 SPECT 和 CT 数据叠加的准确性		√

三、SPECT 常规质量控制测试

参见 γ 照相机、SPECT 章节的相关内容。

四、CT 的常规质量控制测试

SPECT/CT 如配置诊断 CT 并常规用于临床诊断，应常规定期进行诊断床定位精度、CT 剂量指数、水的 CT 值、噪声、均匀性、高对比分辨率等测试。具体测试方法参见 PET 和 PET/CT 章节的相关内容。

五、SPECT/CT 图像融合精度和衰减校正偏离度检测

参见 PET/CT 质量控制章节。

六、质量控制检测频度、标准和评论

（1）上海市核医学质量控制中心推荐的 SPECT 常规质量控制检测频度和标准　参见 SPECT 章节。

（2）诊断性 CT 的检测项目和要求建议参考《GB17589—2011 X 射线计算机断层摄影装置质量保证检测规范》 SPECT/CT 图像融合精度和衰减校正偏离度检测暂由上海市核医

学质量控制中心组织进行,每年一次。暂定参考标准为 SPECT 和 CT 图像融合配准误差≤1 mm;以空气放射性计数为对照,水中放射性衰减校正的偏差应<5%。

(3) EANM 物理委员会推荐的 SPECT 常规质量控制检测项目的频度与评论　见表 1-3;诊断性 CT 的检测项目等参见相关表格。

第五节　PET 和 PET/CT

一、PET 和 PET/CT 基本结构与功能

正电子发射计算机断层仪(positron emission tomography,PET)是用符合探测法测量放射性核素发射正电子的湮灭辐射进行发射计算机成像的设备。PET 设备由扫描机架、检查床、主机柜、操纵控制台和打印设备等部分组成。机架是最大的部件,内部装有透射源、隔板、激光定位器、探测器环(称为探头)、探测器电子线路、符合线路、分拣器和移动控制系统线路等,主要功能是采集数据。主机柜主要由 CPU、输入输出系统和内、外存储系统等构成,主要功能是数据存储、处理和图像重建。操作控制台主要由两台或一台计算机和软件系统组成,主要功能是整个检查或质控过程的指挥控制、图像重建、图像显示和分析等。

PET/CT 是将 PET 和 CT 有机结合在一起的成像设备。PET/CT 使用同一个检查床和同一个图像处理工作站,PET 和 CT 扫描序列化完成,将 PET 图像和 CT 图像融合,可以同时反映病灶的病理生理变化和形态结构。PET 的临床应用范围,同样适用于 PET/CT。但是,由于 PET/CT 中,采用 CT 进行衰减校正及图像融合及 CT 的诊断功能,其临床应用范围更广,可显著提高诊断的准确性。PET/CT 图像与单独的 PET 图像有明显的区别:PET/CT 图像上不仅有 PET 的功能信息,还增加了 CT 的解剖的位置信息;与单独 PET 采用放射性核素棒源进行衰减校正不同,PET/CT 应用高分辨、大信息量的 CT 图像为 PET 进行衰减校正;可充分利用 CT 的诊断信息,对 PET 提供的信息具有互相印证、补充的作用;与采用 ^{68}Ge 放射源采集透射图像对比,CT 扫描的时间很短,因而,整个 PET/CT 采集的时间要比常规 PET 缩短 25%~30%。

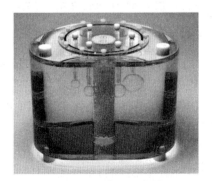

图 1-10　NEMA IEC 体模型

二、PET 和 PET/CT 测试模型

1. NEMA IEC 体模型(图 1-10)

(1) 主要特点　① NEMA IEC 体模型包含 1 个模型主体、1 个肺插件和 6 个不同大小的球体插件;② 它是根据 IEC 推荐设计和经 NEMA 改进的;③ 被推荐用

于评估 PET 全身扫描重建的图像质量。

（2）主要应用　① 模拟全身显像，特别用于 PET 和基于 γ 照相机的符合显像技术；② 评估全身 PET 和符合显像重建的图像质量；③ 在脑和心脏显像中测定符合计数率特性；④ 评估真符合计数率与放射性之间的关系；⑤ 评价计数丢失校正方案；⑥ 其他研究。

（3）规格　① 模型内部长度：180 mm；② 6 个可充填球体内径：10、13、17、22、28 和 37 mm；③ 球体平面至内侧壁距离：70 mm；④ 空缸体容积：9.7L；⑤ 圆柱体插件尺寸：外径 51 mm，长度 180 mm。

2. Carlson 模型

具体介绍见 SPECT 章节，模型的 PET 显像见图 1-11。

分别显示热区分辨率、冷区分辨率、线性和均匀性。

3. Jaszczak 模型

该模型为系列模型，用于 PET 和 SPECT 系统整体性能的测试，其中无凸缘的 Jaszczak 模型（图 1-12）是 ACR 推荐的核医学部门认证使用的模型。其他详细内容参见 SPECT 章节。

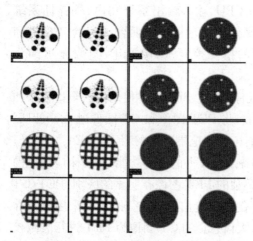

图 1-11　Carlson 模型 PET 显像图

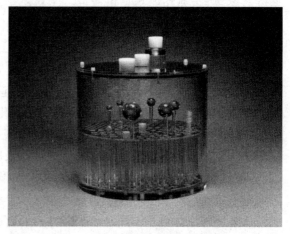

图 1-12　无凸缘的 Jaszczak 模型

4. Hoffman 脑模型

包含 2D 和 3D 脑模型。Hoffman 3D 脑模型既可用于 PET 系统优化和研究采集、重建程序，以及评估衰减和散射校正方法，又可用于测量成像系统的性能，还可用于评估 SPECT、PET 与 MR 的配准技术。PET 的 Hoffman 脑 3D 模型显像见图 1-13。

5. PET/CT 模型

（1）主要特点　① PET/CT 模型包含一个主缸和内部结构（3 个棒和 6 个球体），当使用两种显像模式时，可证实两种图像集配准的准确性（图 1-14）；② 此外，用一个放射性溶液样本被水、骨和 CT 造影剂（以及仅仅空气）衰减，以便准确地决定基于 CT 的 PET 显像的衰减校正。

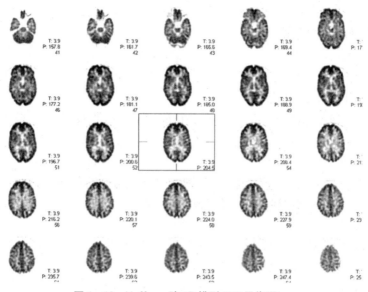

图 1-13　Hoffman 脑 3D 模型 PET 显像图

（2）主要应用　① PET/CT 和 SPECT/CT 系统的验收检测；② PET/CT 和 SPECT/CT 系统的常规质量评估；③ 评估新的影像融合软件；④ 评估新的衰减校正算法；⑤ 铝管用于图像配准；⑥ 外部外径 51 mm 的小圆柱体用于非衰减区与衰减区的比较；⑦ 152.4 mm 的圆环用作充填造影剂；⑧ 其他研究。

（3）规格

1）主缸

模型内部长度：180 mm；

可充填球体内径：10、13、17、22 和 28mm；

球体平面至内侧壁距离：70 mm；

空缸体容积：9.7 L。

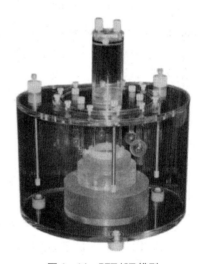

图 1-14　PET/CT 模型

2）主圆柱体插件尺寸：外径 51 mm，长度 180 mm。

3）顶部圆柱体：外径 51 mm，内径 40 mm，内高度 82 mm，外高度 120 mm，空圆柱体容积 408 mL。

4）3 根铝管：1 根长 12.7 mm，2 根长 17.8 mm。

5）台阶式骨环形物

预先填充骨性合成物，不能打开；

骨环的体积为：外部体积 256 mL，内部体积 110 mL。

6. 其他 PET 测试模型

其他 PET 测试模型主要包括 NEMA 灵敏度模型、NEMA 散射模型和用于空间分辨率测试的三点源模型等。这些模型可用于 PET 系统相关性能的验收检测。

三、PET/CT 的验收测试

中华医学会核医学分会于 2015 年 8 月发布了《PET/CT 验收工作指导意见（征求意见稿）》，现将主要内容摘要如下：

按国家或 NEMA 标准对 PET/CT 相关性能指标进行验收测试，验收测试应在仪器安装完成后，即在临床试用一段时间后进行，验收测试应该有用户、生产厂家、有资质的检测机构和专家（第三方）参加。

验收测试除了检测仪器性能指标外，还要检查仪器的机械性能和安全性，以及按合同清点所有选配件是否齐备，各种操作手册是否齐全。用户应详细记录测试条件及测试结果，测试结束后签署验收证书。

验收测试方案包含以下 4 项内容。

1. PET/CT 的验收程序

（1）组建验收小组　包括用户代表、生产厂家、有资质的检测机构和外聘的 PCT/CT 技术专家。

（2）确定验收、测试评价标准　我国目前采用 GB/T 18988.1 - 2013（放射性核素成像设备性能和试验规则第 1 部分：正电子发射断层成像装置）及 YY/T 0829 - 2011（正电子发射及 X 线计算机断层成像系统性能和试验方法）进行验收，而生产厂家选择 NEMA NU - 2 2007 进行验收。

（3）确定验收模型和测试软件　采用 NEMA NU - 2 2007 版标准及与 YY/T 0829 - 2011 相配套的测试模型，同时 PET/CT 生产厂家应该提供相应的测试软件。

（4）确定测试 PET/CT 的具体性能指标。

（5）制订测试步骤及程序

根据验收测试方案、出厂性能指标制订测试步骤，并由生产厂家配合检测机构逐步进行测试。

（6）设计测试结果记录和评价表格。

2. PET/CT 验收测试参考文献及测试方法

（1）IEC Publication. Radionuclide imaging devices characteristics and test conditions. Part 1：Positron emission tomography. IEC 1988,61675 - 1.（GB/T 18988.1 - 2013 的第 1 部分等同于采用 IEC 1988,61675 - 1 的英文版）。

（2）NEMA Standards publication：performance measurements of positron emission tomography. NEMA Standards publication NU - 2007。

（3）GB/T 18988.1 - 2013 放射性核素成像设备　性能和试验规则第 1 部分：正电子发射断层成像装置。

（4）YY/T 0829 - 2011 正电子发射及 X 线计算机断层成像系统性能和试验方法。

（5）GB 17589 - 2011 X 射线计算机断层摄影装置质量保证检测规范。

（6）YY 0310 - 2005 X 射线计算机体层摄影设备通用技术条件。

（7）International Atomic Energy Agency. Quality assurance for PET and PET/CT system. Vienna：IAEA，2009.

3. PET/CT 验收指标

（1）PET 的性能参数 PET 的性能参数主要通过探测器的性能指标进行评估，包括以下 7 项，其中前 4 项为必检项目： ① 空间分辨率（NEMA NU－2 2007）；② 噪声等效计数率（NEMA NU－2 2007）；③ 散射分数、计数丢失与随机符合测量（NEMA NU－2 2007）；④ 灵敏度（NEMA NU－2 2007）；⑤ 图像质量、衰减校正与散射校正精度（NEMA NU－2 2007）；⑥ 能量分辨率（IAEA）；⑦ 时间分辨率（IAEA）。

（2）CT 检查的主要性能指标 ① 定位光的精度；② CT 剂量指数；③ 水的 CT 值；④ CT扫描的图像噪声；⑤ CT 值的线性；⑥ 水的均匀性；⑦ 空间分辨率（高对比）；⑧ 空间分辨率（低对比）；⑨ 诊断床进位准确性；⑩ 层厚。

（3）PET/CT 的性能指标 对于 PET/CT 系统，除了分别评估 PET 和 CT 系统外，还要评估两者整合后的系统性能，包含以下 4 项指标，具体要求如下。

1）病灶（模型）的空间分辨能力：病灶（模型）的空间分辨能力不同于单独的 PET 和 CT 的空间分辨率，临床诊断中往往以对病灶的分辨能力来评估 PET/CT 的性能，可用 Jaszczak 模型系列中冷、热区插件中直径较小的一组（热区最小直径 3 mm），模拟临床显像条件来评价 PET/CT 的空间分辨率。

2）标准摄取值（SUV）：目前，SUV 作为 PET/CT 临床显像诊断报告的常用指标，均匀模体中 ^{18}F 溶液的 SUV 值为 1.0 左右。

3）衰减校正后的模型均匀性：2001 版以后的 NEMA 标准删除了 PET 均匀性这项指标，但通过测试模型的均匀性图像，可以直观地评估系统的运行概况。

4）图像匹配（融合）精度（YY/T 0829－2011 或其他方法）：PET 和 CT 图像能否准确匹配，将直接影响显像结果的解释，可采用固体源和患者数据同步采集的方法，检测 PET 和 CT 的图像匹配的效果。

4. 验收测试结果评估方法

验收测试的结果及有关的数据和图片应存档保管，作为安装调试后的基准值，便于日常质量控制及重要部件更换或维修后检测结果与之对比。

验收测试涉及定性和定量两种指标。①定性指标：应结合选用的测试模型和方法，以及供应商提供的资料，对图像质量进行综合评估，并决定是否接受；②定量指标：如果检测结果达不到供应商提供的标称值或其他可依据的数据，应根据指标的意义和偏差的程度，评估对临床应用可能带来的影响，进而决定是否接受。对于定性指标和定量指标，如果判定为不接受，则可采取重新测量、厂家维修/升级/补偿，以及换货/退货等措施。

四、验收检测项目和目的

PET 验收检测也可参考 EANM 物理委员会推荐的内容（表 1－6），PET/CT 的 CT 部分的验收检测项目见表 1－5。

表 1-6　PET 验收检测(全部归一化和机架校准必须先于验收检测)(EANM)

设备类型:全身 PET(固定或移动系统)

序号	检测项目	目　　的	验收检测	参考检测
PET 1	外观检查	检查整体系统有无运输损伤(如机架、操纵台、计算机和显示设备)和产品设计缺陷	√	
PET 2	计算机时钟	核实数据采集和处理计算机当日的正确时间		√
PET 3	PET 灵敏度	测定在无计数率损失的前提下,对一定活度的正电子核素放射源探测的符合事件率	√	√
PET 4	PET 均匀性	描述测定探测器对视野内任一均匀活度源的探测能力	√	√
PET 5	PET 空间分辨率	按照 NEMA 方法测量固有空间分辨率(FWHM 和 FWTM)并与制造商的性能指标进行对比	√	√
PET 6	计数率性能	测定计数率在较宽的活度范围内随源活度的变化;最高噪声等效计数率和相应计数率应与制造商的标准对比;测定随机及散射计数率和散射分数以备参考	√	√
PET 7	图像质量(非强制)	采用 NEMA NU 2-2007 文件描述的标准显像质量模型,确定冷、热区的图像;该检查可测量成像系统复原系数和信噪比性能		√

五、PET/CT 每日质量控制和质量保证

PET 成像的一个独特的特点是它能够提供定量信息用于诊断和治疗。实施一个正确设计的质量保证程序,应包括彻底的验收测试和常规验证所有组件断层扫描的性能和功能。

每日和定期测试结果应连续记录和监测,以便任何仪器性能显著偏离参考值影响临床结果之前可以被检测和纠正。

PET 和 CT 组件应分别进行测试,建议考虑每个参数的工作范围。由于 CT 图像所提供的信息用于衰减校正和作为 PET 功能图像的解剖参考,对这两种模式显像之间的配准进行检查是必不可少的,尤其是当高身体质量指数(体重指数)患者的检查频繁时。

目前,各仪器公司均已将 PET/CT 的日常质量控制做成程序化模块,只需按要求启动相应程序定期检测即可。下面介绍的每日质量保证(daily quality assurance,DQA)的操作规程,包括 3 个 PET/CT 主要制造商,即通用电气(General Electric,GE)、飞利浦(Philips)和西门子(Siemens)公司。

1. 通用电气公司

GE Discovery 的 PET/CT 平台运行 PET/CT DQA 程序,确保扫描操作的一致性和最佳化。

(1) CT 测试　GE Discovery PET/CT 平台 CT DQA 由几个测试组成。首先是 X 线球管预热程序。这个测试是必要的,它使 X 线球管到达最佳工作温度,从而减少伪影的可能性,并可有助于延长 X 线球管的寿命。完成此程序约需 1 min。

球管预热后为空气校正程序。它依次是由一系列的校准和系统测试组成,包括检查数据采集系统的电路板、准直器校准、机架平衡、聚酯薄膜窗口清洁、焦点定位,最后是基于用

户预置的不同 X 线球管电压进行的阵列探测器增益校准。依据用户预定的电压设置,完成此过程的总时间需 20～30 min。

球管预热和空气校正后,用 DQA 充水模型进行 CT 值的均匀性、线性、图像分辨率和低对比度分辨力测试。首先,将随机器一起提供的水模放置于支架上,并定位于视野中心;然后,采用预设参数进行模型 CT 扫描数据的采集。在得到的图像不同的部位和不同的切面上绘制感兴趣区,从而评估 CT 值均匀性、线性、分辨率和低对比度分辨力。

(2) PET 测试　GE Discovery 平台 PET DQA 包含几个测试,所有测试都需要一个内置的 ^{68}Ge 棒源伸展到扫描仪视野(因为放射源位于扫描仪附件背面,一旦伸展也是看不见的)。PET DQA 测试从控制台启动,不需要任何的模型放置于扫描仪的 FOV。PET DQA 测试循环执行并评估系统的符合、死时间、定时和能量。测试耗时约 10 min。一旦完成,PET DQA 程序提供了对探测器状态的可视化和参数数据报告(图 1-15)。参数结果也表示为 3 种颜色尺度:绿色——在可接受的范围内;黄色——建议调整;红色——在可接受的范围外。目前的 DQA 结果可以与由制造商现场服务工程师调谐扫描仪时的基线进行比较。

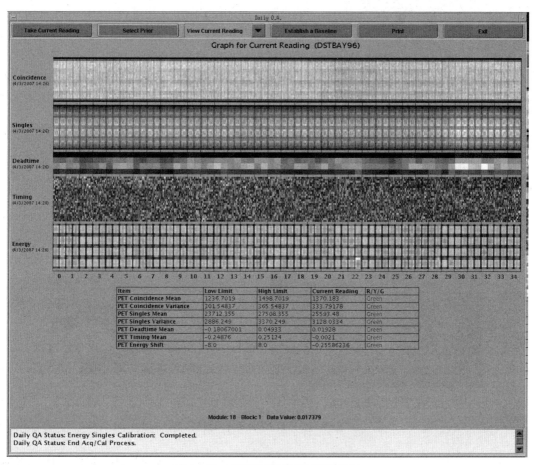

图 1-15　PET 每日质量保证测试结果

　　此外,DQA 测试还提供棒源(^{68}Ge)平均计数率和方差,以及其剩余寿命的评估,如果这些结果低于预设值时,该棒源 DQA 测试状态显示为红色。

　　(3) 提示　DQA 的扫描仪 CT 和 PET 部件应进行试验,确保始终如一和最佳的扫描操作。这些测试和评估结果应该在注射和扫描患者之前进行,以尽量减少重复扫描和患者的辐射暴露。

　　2. 飞利浦公司

　　日常的质量控制测试要求制造商提供的模型:专门用于 CT 扫描仪的 QA 模体和一个用于 PET 的^{22}Na 点源。CT 扫描仪的质量保证模型称为"头部和体部模体",允许对不同的材料、图像噪声和均匀性,以及存在伪影的 CT 值进行基本测试。

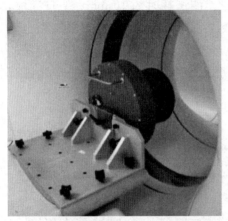

图 1-16　固定在支架上的头部和体部模体

　　(1) CT 测试　经过 X 线球管调节和空气校正后,头部和体部模体固定在它的支架上(图 1-16)进行扫描,使不同材料的 CT 值可以从图像中获得验证。

　　每日验证 CT 值的结果应进行登记和监测。

　　(2) PET 测试　一个^{22}Na 点源放置于断层成像的视野中心的支持物上,并进行 PET 每日质量控制显像。获取正弦图和检查间断点。显著的偏差可能表明校准误差或探测器缺陷。

　　(3) 提示　每日和定期的质量保证测试应遵循制造商的建议和查询 PET/CT 手册。结果应与参考值进行比较,任何显著的偏差均应仔细分析。

　　3. 西门子公司

　　使用专用的模型(图 1-17)正确进行日常的质量控制是必不可少的,以确保在临床常规 PET/CT 检查的质量与可靠性。

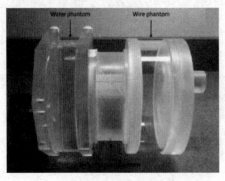
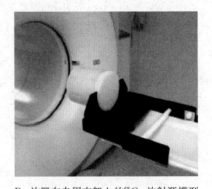

A. CT 质量控制模型　　　　　B. 放置在专用支架上的^{68}Ge 放射源模型

图 1-17　西门子公司专用模型

　　(1) CT 测试　PET/CT 系统的 CT 部件用于 PET 检查的解剖定位、定位病灶和结构,以及产生为患者进行衰减校正的衰减图。这样,CT 数值在一个全部均匀的和无失真的图像上应是一致的。该测试是使用一个模型(图1-17A),包含3个间隔部分,以评估均匀性(水填充室)、轴向切片厚度和线扩散函数(导线)。

采集水模的轴向图像(切片)和计算所有层面的5个感兴趣区的CT值。给出了同一片层区域间的偏差和总体均值的标准差,以便评估一致性。对于X线球管的不同的kV和mA的设置会自动完成。

CT扫描分辨率通过分析从模型导线部分图像的调制传递函数进行评估。

质量控制模型中央部分重建的图像可提供断层切片厚度,厚度应与标称值相符。

评估图像均匀性、成像床的位置和激光标记,并呈现出一个包含所有的结果的质量恒定表。

CT仪器组件的日常质量控制测试包括图像噪声分析、厚片层的水CT值的相关变化,以及对于X线球管不同的kV和mA时的采集。

(2)PET测试　混合系统的PET组件是由安装在环状几何体的探测模块组成。探测器晶体可以是锗酸铋(bismuth germanate,BGO)或硅酸镥(lutetium oxyorthosilicate,LSO)。每日使用一个均匀的圆柱形^{68}Ge模型测试探测器性能的稳定性,模型放置在断层扫描仪的视野的中心(图1-17B)。需用^{68}Ge模型在TruePoint系统上采集100M计数;在TruePoint TrueV系统上采集200M计数。

另外,使用时应仔细检查^{68}Ge均匀源的正弦图(图1-18)并与校准和归一化后获取的参考正弦图进行比较。采集的结果与质量控制标准值需进行卡方(Chi-Square)检验,两次扫描的差别作为变量在报告中注明。制造商设定了正常值范围,如超出范围,需由相关工程师进行处理。

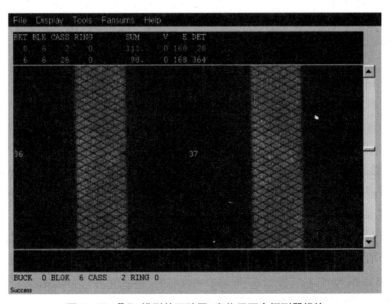

图1-18　^{68}Ge模型的正弦图,定位于两个探测器模块

(3)提示　每日和定期的质量保证测试应遵循制造商的建议,并应查询PET/CT手册。

六、PET 系统整体性能测试

1. 模型

通常采用 Carlson 模型(见图 1-4)或 Jaszczak 模型(见图 1-5、图 1-12)测试 PET 整体性能。使用时模型内注入充分均匀的 ^{18}F 液体,放入插件。其中,插件部分用于测试断层分辨率(热区和冷区)、线性和对比度,均匀溶液部分用于测试断层均匀性。

2. 测试条件及设备

使用仪器所提供的各种校正技术、PET 整体性能测试模型及插件。模型内注入 370 MBq 充分均匀的 ^{18}F 液体,放入插件。^{18}F 的强度应使其在采集开始时产生的死时间丢失率或随机符合率不超过总事件率的 20%。

3. 测试步骤

(1) 模型置于探测器的有效视野中心位置,模型长轴平行于视野轴向。

(2) 采集矩阵为 128×128,ZOOM=1。

(3) 采集时间要保证模型均匀部分重建横断面的平均计数≥20M。

(4) 使用仪器提供的所有校正方法,如衰减、死时间、随机、散射校正等,用 RAMP 滤波器重建整个模型的横断切面,重建厚度为 1 像素。

4. 计算和分析

横断面包括 4 个测试部分,即冷区分辨率、热区分辨率、均匀性以及线性。在分辨率部分仔细观察能够较为清晰分辨的最小冷热区,在均匀性部分观察是否存在不均匀,线性部分观察是否存在非线性失真。

5. 结果报告

描述横断面的分辨率、均匀性和线性,记录所有采集和重建条件。

七、PET/CT 日常质量控制—上海

2012 年上海市核医学质量控制中心制定的《^{18}F-FDG PET/CT 肿瘤显像技术操作和临床应用指导性原则以及报告要素(专家共识)》推荐:按照仪器使用要求进行 PET、CT 和 PET/CT 的日常质量控制(包括每日质控、月、季度,以及定期质控检测),以保证仪器设备在正常状态运行,获得最佳图像质量。

1. 每日质量控制

主要内容包括观察室内温、湿度;PET 和 CT 系统初始化;调整床位,球管预热;PET 预扫描,观察图像有无异常;观察本底计数有无异常。

2. 每周质量控制

在每日质量控制的基础上继续进行每周质量控制。

3. 每月质量控制

主要内容包括 CT 总体性能测试(保留图片或记录 QA 表),对噪声、水的 CT 值、均匀性、分辨率、CTDI 剂量指数进行监测。

4. 季度质量控制

主要内容包括更新单个增益,检测单个位置,单个能级及符合时间,几何校准、均一性校准、容积校准,全面系统校准(定期由厂家工程师完成)。

5. 年度质量控制

一般在设备验收、搬迁、更换探测器件后进行。主要内容包括标准化(井型)校准,均匀性测试,空间分辨率测试,CT 和 PET 扫描仪对准检查,均一性校准,放射源更换。

八、PET/CT 常规质量控制-中华医学会核医学分会

中华医学会核医学分会关于 PET/CT 临床质量控制和质量保证基本要求(2014 年版)摘要如下。

各仪器公司均已将 PET 的基本质量控制做成了程序化模块,只需按要求启动相应程序定期检测即可。主要内容包括:①常规每日质量控制:空扫或带放射性扫描;②均匀性:用桶源按设定程序采集和测试;③标准摄取值(standardised uptake value,SUV)校正:用特定的模型完成,使得各个层面测量的 SUV 为 0.9~1.1(按实际给药输入后的理论值设为 1.0);④模型测试(热区和冷区模型、体模、脑 Hoffman 模型)。而系统灵敏度、空间分辨率、散射分数等在验收和大修后进行,或作为年检指标,不作为常规质量控制推荐。

九、PET/CT 常规质量控制- EANM

EANM 于 2015 年发布了 2.0 版本的《FDG PET/CT 肿瘤显像操作指南》(简称《EANM指南》)(FDG PET/CT:EANM procedure guidelines for tumour imaging:version 2.0. Eur J Nucl Med Mol Imaging,2015,42:328 - 354)。由于各种技术、相关物理和生物因素的影响,为了促进医疗机构间 PET 显像 SUV 的可比性,使用 SUV 的多中心肿瘤[18]F - FDG PET/CT 的研究需要执行研究机构间的 SUV 标准化校准程序。同样重要的是所有参与多中心研究机构应采用类似的方法。《ENMA 指南》有关 PET/CT 质量控制的内容中,特别强调机构间 PET/CT 系统性能的协调。为确保 SUV 的可比性,必须执行的质量控制程序包括:每日质量控制,校准质量控制和 PET/CT 系统交叉定标,图像质量和复原系数(image quality and recovery coefficients,IQRC)。

1. 每日质量控制

日常质量控制的目的是确定 PET/CT 系统运转良好,特别是检查探测器故障和(或)电子仪器性能参数漂移。大多数商业软件系统配备一个自动或半自动程序执行日常质量控制。一些日常质量控制系统,包括硬件的调谐和(或)设置(如增益)。由于程序和它的名字在系统之间存在差异,一般情况下,所有日常质量控制措施和(或)日常设置/调谐测量应该遵照制造商的说明书执行。用户应检查日常质量控制是否符合规范。当可用时,每日采用 PET/CT 扫描充填[68]Ge 或另一发射正电子的长寿命核素的圆柱体。这个测试可以评估和减少由于校准误差和(或)PET/CT 系统灵敏度漂移引起的纵向变化。检查重建 PET 图像的

均匀性和定量准确性,有助于识别使用常规的日常质量控制程序未能检出的技术故障。另外如果可能,应该检查正弦图数据而了解探测器故障。

2. 校准质量控制和 PET/CT 系统交叉定标

多中心临床试验中,各医疗机构的核医学设备(PET 系统和活度计等)来自不同的厂商,具有不同的技术规格和使用方法。这些差异可能影响 PET 检查结果和图像质量,损害参数值的计算,特别是 SUV。SUV 的可变性来源于相关生物因素(体重身高测量、血糖水平)和技术因素(摄取时间、重建参数等)。在这后一类中,PET 扫描仪和活度计之间的标定误差是重要的影响因素。交叉定标(cross-calibration)的目的是确定正确的和直接的(交叉或相对)的校准:PET/CT 系统与机构自身的放射性活度计或与其他单位用于测量患者使用的放射性药物的活度计。目前,《EANM 指南》建议用于给予患者放射性药物测定的活度计与 PET/CT 系统的交叉定标作为最低的标准。

3. IQRC 协调

虽然使用上面描述的质量控制步骤能确保正确的交叉定标,由于不同的重建和数据分析方法,医疗机构间仍可能产生 SUV 量化的差异。为此开发了 IQRC 质量控制程序:使用含有一组高对比度球形物体的非圆柱体校准模型检测校准和量化的准确性;根据球体(肿瘤)大小测量标准的"放射性浓度或 SUV 复原系数"。从图像测出的一个活性体积内放射性活度浓度与该体积内的真实活度浓度之比称为复原系数,它是源尺寸的函数。

IQRC 质量控制的主要目的是保证 PET/CT 系统显像定量分析的可比性。

4. CT 质量控制

参见"ACR 相关《CT 检查指南》的有关质量控制和医学物理技术标准"的章节(略)。

5. 其他质量控制措施

(1)根据制造商推荐的操作规程和频度检测对 PET/CT 系统的 PET 和 CT 图像配准。

(2)根据制造商推荐的操作规程和频度检查 PET 及 CT 的配置和归一化。

(3)所有涉及的设备(PET/CT 系统、活度计、井型计数器、钟表、磅秤),应该按照制造商的建议或国家指南进行维护,包括预防性和修复性维护,以确保这些设备功能正确和准确。

(4)维护和软件升级后应该用质量控制的方法进行校正或调整校正。

(5)用于测量患者身高和体重的磅秤在安装时和维修后,应根据制造商推荐的操作方法和频度进行准确性检测。

十、PET/CT 图像配准(融合)精度检测

根据国家医药行业标准 YY/T 0829 - 2011 规定的试验方法进行。

1. 试验设备

测试所需的模体为"图像质量模体",该模体由以下几部分组成。

(1)内部长度至少为 18 cm 的"体部空腔",便于覆盖 PET 部分的整个轴向视野。

(2)6 个内径分别为 1.0、1.3、1.7、2.2、2.8 和 3.7 cm 的空心球,且壁厚≤1 mm。

(3)充满低原子序数的圆柱插入物(外径为 5.0 cm±0.2 cm)用于模拟肺的衰减(平均密

度为 0.3 g/ml±0.1 g/ml),并位于体部空腔内部的中心,沿轴向延伸至整个模体。

除了图像质量模体,本测试还需要使用负重(总重量 135 kg)模拟患者。可以使用铅块或其他负重材料。

图像质量模体空腔应充满放射性活度浓度为 5.3 kBq/ml 的 ^{18}F 溶液作为本底。内径为 2.8 cm 和 3.7 cm 的小球应充满"冷水",用于模拟冷病灶成像。内径 1.0、1.3、1.7 和 2.2 cm 的小球应充满 8 倍于本底的 ^{18}F 溶液,如浓度为 42.4 kBq/ml。对于全身扫描,如果制造商推荐使用低剂量,也可以使用放射性浓度≤5.3 kBq/ml 的溶液做本测试。所有球体的中心位于同一横向切面,模体中心径向 5.72 cm 处,内径 1.7 cm 的球体应沿模体的水平轴放置。

铅块(或等效重物)应均匀分布在沿床 1.5 m 的长度范围内,并且在图像质量模体附近。模体应沿轴向平放于床的末端,球体的中心位于扫描仪的中间层,位于横断面位置,模体的中心位于扫描仪的中心。对模体的位置应进行适当的对位,使得通过球体中心的平面与扫描仪中间层共面,在整个模体横断层上误差≤3 mm。

2. 数据采集

使用 PET 部分和 CT 部分中可修改的标准全身成像协议对模体进行扫描,将 CT 部分采集矩阵为 512×512,PET 部分采集矩阵为 512×512,如果不能达到上述矩阵值,使用可达到的最大值。接着移走铅块,仅留下图像质量模体进行第 2 次全身扫描。

3. 数据评估

所有的全身扫描重建均使用制造商推荐的全身图像标准协议进行,如果使用超过标准协议规定的较大的采集矩阵除外(例如 PET 重建矩阵使用 512×512 代替标准协议中的 128×128)。PET 部分和 CT 部分的重建矩阵均应使用制造商推荐的图像融合软件同时显示。

对于所有的情况(存在或不存在重物),所有球的中心在 PET 部分和 CT 部分保证完全配准下,即空间在 1 个体积元以内时,应在 3 个方向对图像的剖面曲线进行定量测算,给出偏差数值(精确到 0.1 mm)。也应检查模体的边缘以保证在 PET 部分扫描中可见的模体边缘与在 CT 部分扫描中可见的模体边缘匹配。

4. 报告

应报告在 3 个方向上对图像剖面曲线的偏差数值(精确到 0.1 mm),以及 PET 部分和 CT 部分的扫描协议。

PET/CT 图像配准精度测试也可使用 PET/CT 模型(图 1-19)进行。PET/CT 模型除可用于 PET/CT(或 SPECT/CT)系统的验收检测、常规质量评估和图像配准精度测试外,还可用于基于 CT 的 PET(或 SPECT)显像的衰减校正准确性测试。具体测试方法可参照制造商提供的用户手册。

1. 填充模型

(1) 概述 使用该模型,用影像融合在一起时球体和铝管的相对位置来评估配准的精度(理想的应准确重叠)。通过全部长度的内部和外部中心管放射性的均匀性,评估衰减校正的准确性。使用放射性的量无特殊需求,仅仅要求用于大管(见图 1-19 中 7 和 8)内的为均

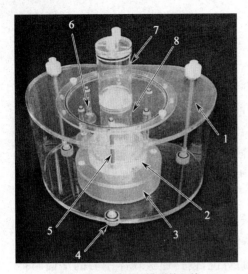

图 1-19   PET/CT 模型的组件

1. 长铝管；2. 台阶式骨环形容器，预先填充骨性合成物，不能打开；3. 大的环状体部用作填充造影剂；4. 躯干模体底板上的管盖；5. 短铝管；6.5 个球体之一（可填充）；7,8.2 个大的塑料管，一个在模型外，另一个在模型内

匀浓度。因而，必须在大的容器内彻底混匀放射性，然后从此容器内充填两个大管。

（2）骨容器   两个层叠的"圆环"容器（见图 1-19 中 2）预先填充的溶液模拟一系列光子能量对骨的衰减。

（3）造影剂容器   另外的腔室应用放射性填充前，大的"圆环"容器（见图 1-19 中 3）填充了 X 线造影剂，可以使用口服或静脉注射的造影剂。X 线造影剂存在时，此容器用于检测基于 CT 的衰减校正的准确性。推荐使用产生 CT 值 500HU 的造影剂。

（4）铝管   添加放射性（如 ^{18}F 用于 PET，^{99m}Tc 用于 SPECT）至盛有 40 ml 的刻度器皿内并充分混匀（因为溶液最后要稀释至 200 ml，所有至少要使用 200 ml 的器皿）。尽管放射性的量无关紧要，但 35～100 MBq 用于 PET 和 175 MBq 用于 SPECT 会操作得较好，可用此溶液充填铝管。

（5）大的棒和球体   添加更多的水到放射性溶液中，以使目前总容积达到 200 ml，充分混匀。球体和大塑料管将用此更多稀释的溶液充填（较小的铝管充填较高放射性浓度的溶液，以便在与大的结构比较时易于显像）。

（6）装配   将打开顶部的模型水槽置于平整表面（3 个底板的冠盖应原位拧紧）。放置造影剂容器于底部板，然后再将骨容器放置其上方。最后，放置长的管棒以便骨和造影剂容器均环绕它，并推进至大水槽的底部。

立刻，用无放射性的水充填主缸水槽（顶部留下空间大约 2 cm）。

然后，确认球体和铝管所有的冠盖在恰当的位置，并将顶部平板放于主缸上。旋转顶部以便短铝管尽可能位于模型弓背面而不是曲线一侧。螺旋固定，确认大的环形容器正确定位。放置一个长铝管并在模型顶部螺旋固定。

用非放射性水通过留下的铝管孔充填容器剩下的容积。采用稍支撑模型来完成，以便孔比其他顶面相对较高，留下足够的空气插入最后的铝管。

最后，将短塑料管拧到存在于顶板上的螺纹上。

2. 模型扫描

模型放置于扫描床，弓背向下，大棒条体沿着扫描床轴的方向（假设伸出的棒是患者的头部）。

重要的是扫描模型应在扫描床存在正常的负载条件下进行。由于模型比任何成年患者更轻，另外的重量可以加在床上以使配准测试充分。还应注意，使用的重物不要超过床负荷限度，并防止扫描期间任何重物倒下伤及工作人员或损伤扫描仪。

应用典型 PET/CT（或 SPECT）显像协议扫描模型。PET 需要多床位采集。假如扫描仪具有调整 CT 造影剂作为 PET 衰减校正的一部分，最可取的是用和不用优选项进行扫描，并用每一 CT 扫描作为 PET 衰减校正的基础。

影像应采用与常规工作使用相同的参数重建。最重要的是基于 CT 扫描的衰减校正。如果先前不是常规工作的一部分,推荐一组另外的显像进行无衰减校正重建。

3. 影像评估

图像应该在该扫描仪的所有临床阅片工作站上进行评估。这是因为工作站的融合软件和真实的扫描仪组件的配准误差可导致图像的错配。

(1) 配准评估　铝管的设计使 CT 显像较易看到,例如使用软组织窗时。然后,采用 PET(或 SPECT)易于观察在此管内的放射性。使用横断面融合图像,CT 定位显示铝管。调整发射影像窗以便观察管内放射性。

定位 3 个铝管,并评估在沿每个管的长轴各自点的配准(图 1 - 20)。注意,假如棒充填不完整(留下空腔),相关管的片段在 PET(或 SPECT)图像上可能不显像。

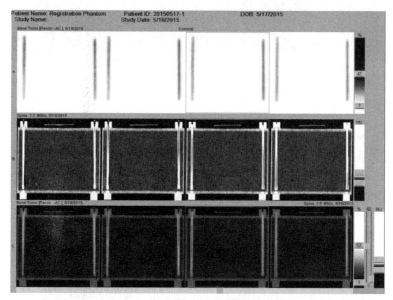

图 1 - 20　PET/CT 模型冠状面断层图见两根铝管

上、中、下图分别为 PET、CT 和 PET/CT 融合图像

当选择使用融合影像时,也可以采用联合的光标调节 PET 和 CT 图像。移动光标置于管的 PET 影像的中心,并评估联合光标到管的 CT 图像中心的紧密程度。

管自身的直径可用于估算配准误差程度。另外,许多计算机工作站有标尺工具,可用于测量两点间的距离(在这种情况下,基于 PET 管的中心与基于 CT 管的中心)。

在轴向,矢状面和冠状面两个视野的热球用于评估配准精度。观察融合图像时,所有 5 个球体 PET 与 CT 扫描图像均应配准(图 1 - 21)。为了充分确定,必须调节 PET 影像对比度(窗口)。注意,在伴随相对厚的断层的扫描仪,不能使用小的球体(假如一个完整的球体在单一片层内,或甚至包含两个片层,都没有足够的定位信息)。另一方面,假如片层样本足够好,小球比大球更易于评估配准。

(2) 衰减校正评估　首先,观察非衰减校正的 PET 图像。塑料管的延伸部分表现比内部部分更“热”,因为它相对的无衰减。靠近的检查可揭示内部管子的另一末端显示更少的

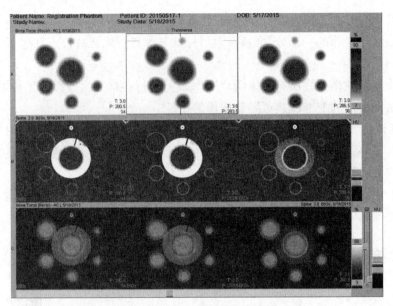

图1-21　PET/CT模型横断面图像

上、中、下图分别为PET、CT和PET/CT融合图像

放射性,这是由于发射出的放射物在骨区域比单独是水的地方衰减更多。

现在,观察衰减校正的PET图像(图1-22)。经过塑料管中心的矢状和冠状面片层应是整个管子均匀显示的结果。最好的测量来自画在棒的横断影像感兴趣区(region of interest, ROI)。只要ROI很好地画于管的中心,最好使用每一片层的ROI均值而不是ROI最大值。

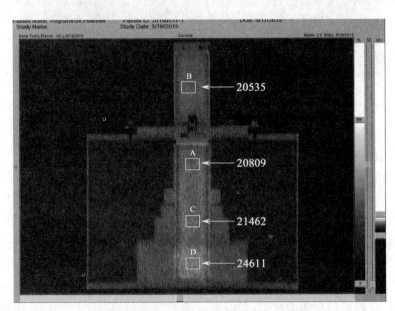

图1-22　PET/CT模型的PET衰减校正图像

(3)适当的性能　虽然衰减校正的正确性和影像配准的精确度非常重要,但是还没有在融合系统里评估它们的标准方法学。以同样的方式,已有测定空间分辨率、散射分数和其他

参数的标准。

然而,制造商通常保证 PET 与 CT 显像配准具有高的精准度(<1 mm)。因此,假如使用此模型观察到配准误差>1 mm,应该引起用户和制造商的关注。

同样衰减校正也需正确。假如沿长轴在空气和水里的塑料管的衰减校正差异>5%,应寻找问题的原因并寻求制造商的帮助。

十一、质量控制检测频度、标准和评论

(1) 上海市核医学质量控制中心现行推荐的 PET/CT 常规质量控制检测频度和标准参见 2012 年制定的《^{18}F-FDG PET/CT 肿瘤显像技术操作和临床应用指导性原则以及报告要素(专家共识)》相关内容。CT 的检测项目和要求建议参见《GB17589-2011 X 射线计算机断层摄影装置质量保证检测规范》(表 1-7)。PET/CT 图像融合精度和衰减校正偏离度检测每年一次,暂由上海市核医学质量控制中心统一进行。

表 1-7　CT 机检测项目与要求

序号	检测项目	检测要求	验收检测 评价标准	状态检测 评价标准	稳定性检测 评价标准	周期
1	诊断床定位精度(mm)	定位	±2	±2	±2	每月
		归位	±2	±2	±2	每月
2	定位光精度(mm)	—	±2	±3	—	—
3	扫描架倾角精度(°)	—	±2	—	—	—
4	重建层厚偏差 (s)(mm)	s≥8	±10%	±15%	与基线值相差 ±20% 或±1 mm,以较大者控制	每年
		8>s>2	±25%	±30%		
		s≤2	±40%	±50%		
5	CTDI$_w$ (mGy)	头部模体	与厂家说明书指标相差±10%以内	与厂家说明书指标相差±15%以内,若无说明书技术指标参考,应<50	与基线值相差 ±15%以内	每年
		体部模体	与厂家说明书指标相差±10%以内	与厂家说明书指标相差±15%以内,若无说明书技术指标参考,应<30		
6	CT 值(水)(HU)	水模体	±4	±6	与基线值相差 ±4 以内	每月
7	均匀性(HU)	水或等效水均匀模体	±5	±6	与基线值相差 ±2 以内	每月
8	噪声(%)	头部模体 CTDIw<50 mGy	<0.35	<0.45	与基线值相差 ±10%以内	6 个月

续　表

序号	检测项目	检测要求	验收检测		状态检测		稳定性检测	
			评价标准		评价标准		评价标准	周期
9	高对比分辨力 (lp/cm)	常规算法 CTDIW< 50 mGy	线对数	>6.0	线对数	>5.0	与基线值相差 ±15%以内	6个月
			MTF$_{10}$		MTF$_{10}$			
		高对比算法 CTDIw< 50 mGy	线对数	>11	线对数	>10		
			MTF$_{10}$		MTF$_{10}$			
10	低对比可探测能力	—	<2.5		<3.0		—	—
11	CT值线性, (HU)	—	50		60		—	—

注:摘选自《GB17589-2011 X射线计算机断层摄影装置质量保证检测规范》;
　　—表示不检测此项;
　　CTDI$_W$为加权CT剂量指数;
　　MTF为调制传递函数(modulated transfer function)。

　　PET模型分辨率测试:热区及冷区的分辨率专用型PET应<6 mm;均匀度测试结果肉眼观察影像均匀性,应无环状伪影。Hoffman脑3D模型测试要求脑内核团(丘脑及基底节)显示清晰。

　　目前,PET和CT扫描图像融合配准精度标准暂定为配准误差≤1 mm;衰减校正以空气放射性计数为对照,水中放射性衰减校正的偏差应<5%。

　　(2)中华医学会核医学分会PET/CT性能质量控制(2014年版)推荐频率　PET日质量控制,每日一次;CT球管预热和空气校正,每日一次;PET均匀性,每周一次;水的CT值校正,每周一次;PET SUV校正,每月一次;CT噪声和均匀性,每月一次;PET与CT的配准精度,每季一次;PET模型测试,每年一次。

　　(3)EANM物理委员会推荐的PET常规质量控制检测项目的频度与评论　见表1-8;诊断性CT的检测项目等见表1-9。

表1-8　PET和PET/CT常规质量控制测试(EANM)
设备类型:符合、闪烁体系统(固定和移动系统)

序号	检测项目	目的	频度	评论
1	外观检查	检查机架通道和患者处理系统	每日	检查可能会损害患者或工作人员安全的机械和其他缺陷
2	每日质量控制	测试和显现探测器模块的正常功能;目测二维正弦图(自动产生的)	每日	用点源或棒源进行,扫描视野无其他衰减物体
3	均匀性	通过对填充均匀的物体成像,评估断层图像的轴向均匀性	在维修/新设定/归一化后	在软件升级或更改后进行评估,物体可采用直径20 cm的^{68}Ge圆柱体或适于重复充填^{18}F的圆柱体
4	归一化	确定视野内对放射性的系统响应	可变(至少6个月)	测试频率取决于系统的可靠性和维修;在固件升级和硬件检修后必须进行;使用制造商推荐的模型和说明书

续 表

序号	检测项目	目的	频度	评论
5	校准	从图像体素密度到真实放射性浓度,确定校正因子	可变(至少6个月)	必须遵循新的归一化;遵循制造商的程序
6	空间分辨率	用正弦图和图像空间测量点源的空间分辨率	每年	使用^{18}F点源(非标准)或线源
7	计数率性能	在较广的放射性范围测量计数率作为放射性(衰变的)函数	在新安装/归一化/重新校准后	包括计数丢失校正;特定的测量:总/随机/散射/净真符合计数和噪声等效计数率
8	灵敏度	测量系统对一定放射性浓度的体积响应	每月	根据NEMA NU2标准进行
9	图像质量	检查标准化图像质量模型的热区和冷区图像质量	每年	根据NEMA NU2图像质量测试方法,系统安装后需进行,临床操作期间不强制

表 1-9 X 线 CT-PET/CT 和 SPECT/CT(用于诊断目的)的一部分(EANM)

序号	检测项目	目的	频度	评价
1	X 线 CT 每日	每日的程序	每日	遵循制造商的每日使用程序和诊断放射学医学物理学专家的指导
2	X 线 CT 值	确定 CT 值的准确性	每月	CT 值的准确性:水和空气
3	X 线 CT 配准	确定与 PET 或 SPECT 的三维向量配准	至少每月	制造商提供配准模型,重要的检修后进行
4	X 线 CT 性能	检查 CT 性能和辐射照射	依照有关专家建议	CT 扫描仪是一种 X 线装置,必须根据国家辐射安全法规在适当的辐射防护顾问和诊断放射学的医学物理学专家指导下进行

(4) ACR 模型测试标准

PET 模型(假如一个模型有 2 个"临界",得分等同于"不及格"):

1) 对比度

满意:用低对比度可分辨 12 mm 瓶;高对比度可分辨更大的瓶。

临界:用可接受的对比度可分辨 16 mm 瓶;高对比度可分辨更大的瓶。

2) 空间分辨率

满意:用低对比度可分辨 9 mm 棒;高对比度可分辨更大的棒。

临界:用低对比度可分辨 11.1 mm 棒;高对比度可分辨更大的棒。

3) 均匀性

满意:伪影仅在整套显像的数个层面出现,并且认为无临床意义。

临界:明显的伪影在少量层面出现。

十二、PET 图像的定量分析

PET 的一大优势是可以从图像计算示踪剂的绝对比活度,从而进一步估计组织的葡萄糖代谢率(metabolic rate of glucose，MRGlc)和 SUV 等生物学参数。

1. ^{18}F-FDG 摄取量的分析

利用 PET 显像测量组织的 MRGlc 需要连续进行动脉采血，在临床上有一定困难。因此，常规临床一般测定组织中^{18}F-FDG 的摄取量。然而，组织摄取^{18}F-FDG 的绝对量受注射的剂量以及个体重量的影响，可以用这两个因素对绝对摄取量归一，得到 SUV。其计算公式为：

$$SUV = \frac{病灶比活度(Bq/g)}{静脉注入活度 / 体重(Bq/g)}$$

SUV 是无量纲的比值，如果放射性剂量在整个人体中均匀分布，SUV 值≈1。在图像分析时，公式中每克组织的平均放射性活度(Bq/g)常用感兴趣区(ROI)中每毫升组织的平均放射性活度(Bq/ml)代替。

注射^{18}F-FDG 后，大多数病灶的摄取量在前 2 h 迅速增加，然后增速变慢。早期扫描时^{18}F-FDG 摄取量尚未达到稳定状态，因此 SUV 偏低，有较大误差，测量 SUV 值应该采用延迟扫描。由于未标记的葡萄糖与^{18}F-FDG 的摄取互相竞争，血糖水平越高，^{18}F-FDG 的摄取越少，所以高血糖患者的 SUV 值会低估。可以用 SUV×血糖浓度/(5.6 mmol/L)来评估葡萄糖摄取量，它特别适用于连续监测同一个患者。

^{18}F-FDG 摄取量标准化的另一种方法是用本人正常组织的摄取量归一，计算靶组织(target，T)与非靶组织(non-target，NT)放射性活度对比(T/NT)。它在一定程度上反映了靶组织的葡萄糖代谢情况。但是，非靶组织的选取部位不同，T/NT 的差异也较大。

公式计算正常组织 SUV 值，胖人比瘦人偏高，因为胖人比瘦人多出的是脂肪，而脂肪的^{18}F-FDG 摄取量相对低。目前，大多数已发表的文献中涉及 SUV 值(归一到体重)测量。改用瘦体质量(lean body mass，LBM)或表面积代替人体重量计算 SUV，这对肥胖患更为合理。归一化 LBM 的 SUV 称为 SUL，它是《FDG PET/CT 肿瘤显像 EANM 操作程序指南 2.0》(Eur J Nucl Med Mol Imaging，2015，42:328-354)推荐的一种^{18}F-FDG 摄取的定量测量，SUL 最好与 SUV 一起计算。其计算公式如下：

$$SUL = \frac{Act_{voi}(kBq/ml)}{Act_{administered}(MBq)/LBM(kg)}$$

以下是应用于血糖校正情况下的计算：

$$SUL_{glu} = \frac{Act_{VOI}(kBq/ml) \times Gluc_{plasma}(mmol/L)}{Act_{administered}(MBq)/LBM(kg) \times 5.0(mmol/L)}$$

式中，Act_{VOI}是感兴趣体积(VOI)测量的放射性浓度，$Act_{administered}$是经注射^{18}F-FDG 至开始采集物理衰变校正和残留于注射器和(或)注射管系统放射性校正后的净注射放射性活度。LBM 是根据 Janmahasatian 等的公式计算：

$$LBM^{M} = 9\,270 \times 体重/(6\,680 + 216 \times BMI)$$
$$LBM^{F} = 9\,270 \times 体重/(8\,780 + 244 \times BMI)$$

式中，LBM^{M}和LBM^{F}是男性和女性的 LBM，BMI 是体质指数(体重/身高^2)，体重和身高的单位分别为 kg 和 m。

在治疗过程中体重发生大的变化时,评估疗效反应优先使用 SUL。如上所述,在所有的临床监测研究中,建议使用验证的方法测量血浆葡萄糖水平,并用有或无血糖校正计算 SUL 值。注意,测量的葡萄糖水平归一化为总体人口平均 5.0 mmol/L,所以有或无葡萄糖校正的 SUL(分别是 SUL_{glu} 和 SUL)数值几乎是相同的。

2. PET 系统的定标测量

定量计算摄取参数需要知道组织的放射性比活度,需要在 PET 图像的像素值与比活度之间建立准确的定量关系,这应通过 PET 系统定标(calibration)来解决。最常见的定标测量方法是对一个比活度已知的均匀模型进行 PET 扫描,将扫描数据进行衰减、散射等各种校正后,采用与临床完全相同的参数进行图像重建。设模型的放射性活度浓度为 A(Bq/ml),重建图像中视野中心区域的平均像素计数率为 C(计数/s/像素),正电子核素发生 β^+ 衰变的分支比为 B(如 ^{18}F=96.73%),则可得到定标因子(calibration factor, CF)为 CF=A×B/C。通过定标因子建立比活度与像素计数间的转换关系,从而给出 PET 重建图像的定量化结果。

要对 PET 图像进行定量分析,必须对造成图像误差的各种因素进行校正,消除图像的定量误差才能得到准确的摄取参数。

对滤波反投影算法和迭代算法重建的图像进行分析,所得到的 SUV 值会有差别,在前 5 轮迭代中"热灶"ROI 的平均 SUV 值会渐次增加;然后增速趋缓;随后的迭代中,SUV 值变化较小,而 ROI 的最大 SUV 值会增加。

与采集算法相比,衰减校正方法对 SUV 值的影响更大,尤其当衰减校正引入误差时(例如因患者的运动)。PET 采用 ^{68}Ge 进行透射扫描时每个床位需时 5 min 左右,与进行 ^{18}F - FDG 发射扫描所用的时间接近,即使对于胸部成像,两种图像也是配准的,因为他们都是呼吸运动的平均图像。而 PET/CT 的透射扫描可以在 10~20 s 内完成,得到的是某一呼吸相的图像,用它来校正发射图像会发生失配,产生伪影,在有明显呼吸运动的区域 SUV 值可以有 30% 的改变。

当病灶尺寸小于空间分辨率 FWHM 的 1/2~1/3 时,病灶图像的表现活度随着其尺寸的减小而降低,这就是部分容积效应,它会造成 SUV 值的低估。PET 的空间分辨率 FWHM 一般在 5 mm 左右,<3 mm 的病灶可能受到部分容积效应的影响。

十三、PET 成像误差及其校正

引起 PET 数据偏差的因素很多,包括正电子药物活度的快速衰变、高计数率造成的随机符合、人体吸收衰减和散射的影响、探测器弓形几何失真、系统灵敏度不均匀、探测器灵敏度不一致、死时间损失等。如果不加以校正,这些因素都会降低 PET 的成像质量,破坏像素值与放射性药物活度之间的定量关系。PET 系统通常要进行一定数据的处理,以消除上述因素的影响。

1. 人体衰减校正

人体衰减对 PET 成像的影响比 SPECT 更严重,因为湮灭产生的两个 γ 光子中只要有一个被人体吸收,这一湮灭事件就不被符合探测记录。像 SPECT 一样,PET 的衰减校正也必须透射扫描获得人体的线衰减系数分布 μ - map。

临床 PET 采用的一种方法是在人体外放置正电子放射源。放射源可以是环状的，静止放置在人体和探测器环之间；也可以让与轴线平行的棒状放射源围绕人体做圆周扫描。首先，在没有患者的情况下进行一次空扫描（blank scan），测量没有衰减是各个符合线（line of response，coincidence line，LOR）的计数 $I(O)$；然后让患者进入 PET 成像位置，进行透射扫描，测量各条 LOR 的透射计数 $I(d)$；同一 LOR 的 $I(O)/I(d)$ 即为其衰减校正因子。测量衰减数据常用的放射源为正电子放射源^{68}Ge，其半衰期为 273 d，放射性活度为 370 MBq 左右，通常 12~18 个月需要更换一次。

这种方法需要在透射扫描中累积足够的计数，例如胸、腹部位的某些 LOR 上，衰减量可达 95% 以上，因而在透射扫描中这些 LOR 上测得的计数可能很少，信号噪声比很差。如果不对数据进行处理，透射数据上的统计噪声将在衰减校正后传播到发射投影数据中，并影响最终的图像质量。当透射扫描测量时间足够长（>20 min）时，这种方法可获得满意的校正结果。为了缩短时间，PET 常装有 2~3 条棒状放射源。

另一种方法被 PET/CT 采用，CT 扫描可以提供质量良好的患者透射图像。然而，人体组织对于 CT 球管产生的连续能谱（70~140 kV）的 X 线与 511 keV 的单能 γ 光子的衰减情况不同，所以需要进行衰减系数转换。

应用 CT 图像进行衰减校正的另一个问题是 PET 发射图像与 CT 透射图像通常不是同时获取的，而且 CT 扫描速度很快，可以在 10~20s 内完成，通常在患者屏息的状态下进行，因此从 CT 透射图像获得的衰减系数分布只能反映某一个运动时相的情况。发射和透射图像的失配可能导致衰减校正偏差，有时还不如不校正。使用^{68}Ge 的方法，采集透射图像和发射图像的条件相似，就不存在这种问题，它的缺点是透射图像采集不如 CT 快，并且无法获得高质量解剖结构图像。

2. 人体散射校正

散射效应与 γ 光子能量和物质种类、密度的空间分布都有关系，它的发生是随机的。散射 γ 光子的能量和运动方向在一定的范围内，按一定规律随机分布。由于散射规律的复杂性，在 PET 数据校正中散射校正难度最大。散射符合事件与真符合事件的唯一区别是光子能量不同，可是由于探测器的能量分辨率有限（例如 BGO 晶体对 511 keV 的 γ 光子 FWHM 一般为 20%~25%），很难根据能量差别准确甄别散射光子。另外，511 keV 的 γ 光子在探测器内同样可能发生散射，只有一部分能量留着晶体内，仅从能量来区分，将被误判为散射符合事件。然而晶体的内散射事件不影响对湮灭事件真实位置的判断，因而对真符合事件是有用的；如果探测器只在 511 keV 附近设定很窄的能窗，将有大量这样的事件被剔除，从而影响探测效率。因此，大多数 PET 系统都采用较宽的能窗设置（350~650 keV），此时散射符合事件的影响是无法忽略的。对 2D PET，隔栅可以挡掉部分散射光子，散射符合事件的比例为 10%~15%。目前，几乎所有的 PET 均能工作于 3D 模式，3D PET 的散射符合比例可达 30%~50%。

常见的散射校正方法包括解析方法、双能窗法和模拟方法。

3. 系统灵敏度不均匀性校正

PET 系统的灵敏度在视野空间的各个点不是一致的，由此造成相同的源活度在不同的位置时,系统的计数率不同。灵敏度的这种空间不均匀性与 PET 的结构设计及数据采集方式有关。例如 3D 采集时,轴向中间断层上所通过的符合线最多,灵敏度高于边缘断层。灵敏度的不均匀性会给定量计算带来误差。

系统灵敏度不均匀性可通过定标扫描来校正:采集一个比活度已知均匀分布的模型,得到视野内各点比活度与计数的关系,建立比活度与计数转换(定标)系数空间分布表,从而对灵敏度的空间不均匀性进行定标校正。

4. 弓形几何校正

在环形 PET 系统中,探测器的环形排列使得某一视角平行排列的符合线间距不相等,从中心到两边,相邻符合线的距离(r 取样间隔)逐渐减小。弓形几何校正就是要纠正这种因环形几何结构造成的空间取样间隔的失真。

校正方法首先是依据具体的扫描仪探测环半径和探测晶体块尺寸计算出各条符合线的实际坐标位置,以及空间取样间隔等分时各条符合线的 r 等分坐标位置。然后,依据实际坐标位置上的符合线计数值,通过线性插值计算等分坐标位置上的符合线计数值。这一过程实际是在保持总计数不变的条件下,各符合线计数值的再分配。最后由 r 等分坐标位置上符合线计数值组成新的投影数据。

5. 死时间损失补偿

系统处理每个事件所需的时间称为死时间。如果在后一个湮灭事件发生前来不及处理完前一个事件,该事件就会丢失,造成死时间计数损失。系统的死时间取决于探测器、电子学和数据处理器的速度,以及去随机缓冲器的性能等诸多因素,每台机器都不尽相同。PET 出厂前都要进行计数损失测量:在其视野中放置不同活度的放射性药物,测量符合计数率,画出计数率-药物活度曲线。在活度低的时候,计数率随着活度正比增加,呈直线上升,死时间损失很小。药物活度增加到某一限度以后,计数率增加变缓,曲线逐渐变弯,它与直线距离就是损失的计数率,可以根据此进行校正。采用死时间损失补偿(或称计数损失校正)技术,可使药物活度达 10~15 μCi/ml 时还与计数率保持线性关系。

第六节　PET/MR

一、PET/MR 基本结构

PET/MR 设备是将 PET 高灵敏度、高特异性影像技术和能够提供组织多参数成像的 MR 技术有机结合的分子影像设备。一般而言,有 3 种可供使用的"组合"PET/MR 显像结构。

1. 三模式系统

此技术使用单独的 PET/CT 和 MR 系统和同一扫描床,因此称为"三模式"系统(图 1-23A)。为图像精确配准,患者在 PET/CT 和 MR 检查之间的转运时应保持固定的位置。

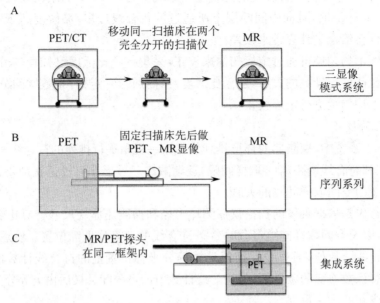

图 1‑23　各种 PET/MR 系统配置

A. "三模式"系统使用同一扫描床与两个完全分开的扫描仪,其中之一为常规的 PET/CT 扫描仪;B. "序列"系统使用同一扫描床;PET 显像后立即采集 MR 图像。C. "集成"系统使用同一扫描床并同时采集两种图像。(引自:Abdom Imaging,2015,40:1366‑1373)

在某些系统,检查时配准标签保护患者之间的定位研究。这种技术需要先进的软件用于配准来源于不同的采集信息,并产生一个数据集的融合图像。因为大多数成像的医疗机构已经拥 PET/CT 和 MR 系统,仅需要购置软件包和特殊的专用床,此技术方法的优点是费用低;另外的优势是由于 CT 采集可用于衰减校正。该系统的最大缺点是高度潜在的配准不良。

2. 序列系统

此技术使用 MR 扫描仪和 PET 扫描仪和同一扫描床,床在两个扫描系统间移动,患者通过 PET 系统扫描然后顺序通过 MR 系统扫描(图 1‑23B)。在采集 MR 图像后,扫描床可旋转 180°,而且可使患者保持原来的位置进行后来的 PET 显像。与三模式系统类似,该技术需进行后处理的高级软件。考虑到系统的时间性质(一扫描在另一个扫描后立即进行),该系统的优点是减少了配准不良的风险。此外,因 PET 系统与 MR 系统直接毗邻,故需采取特殊和复杂的屏蔽。

3. 集成同步系统

此系统同步采集 PET 和 MR 数据,不采集 CT 信息(图 1‑23C)。除解剖信息外,MR 显像还用于衰减校正,从而无需 CT 采集,优势在于明显减少辐射暴露。集成系统通过 MR Dixon 序列采集的衰减校正和改善基于 MR 的 μ‑map 衰减校正算法仍是一个活跃的研究领域。该系统的主要优点由于 PET 和 MR 同步采集数据无时间延迟,显著减少配准不良。主要的缺点包括技术的复杂性和需购买专用系统增加了相关成本。

二、PET/MR 显像的应用

PET/MR 在临床前、临床研究,以及诊断应用方面具有很大潜力。由于 MR 显像固有的优点,如软组织对比度、多功能成像能力和无电离辐射,在小动物研究中 PET/MR 有可能替代组合的 PET/CT。

在临床研究领域,PET/MR 取得了长足的进展,无疑会成为现代体内医疗成像应用的基石。两种模式同步无波动测定人体病理生理功能参数的优势,为从灌注到氧化作用测量等新诊断方法的交叉校准提供了巨大可能。当使用药物激发试验需要同时记录多个功能参数时,PET/MR 成为神经科学领域的选择模式。

在临床诊断中,PET/MR 不会取代 PET/CT 作为主要的肿瘤诊断工具。然而,PET/MR 将逐渐出现在疾病诊断和治疗管理中,开始用于医学院的附属医院并迅速扩散到较大的放射和核医学中。

令人印象深刻的不仅是硬件的实现,而且是新的、复杂技术应用发展的速度,如基于 MR 的 PET 显像衰减校正或移动校正。目前,PET/MR 技术已在技术成熟的高就绪等级,许多系统已在临床前和临床操作。PET/MR 的应用见表 1-10。

表 1-10 PET/MR 显像的应用

领域	应用	描述	举例	PET 示踪剂	MR 方法	评论
神经学	交叉校正;多功能显像	用 PET 和 MR 方法进行良好的定量,比较不同模式获取的数值,从而监测代谢参数;用于方法学开发	脑血流	$^{15}O - H_2O$ 或 ^{15}O-丁醇	ASL,对比剂	比较测量受益匪浅于同时采集,因为可以排除体温和呼吸等生理波动的混杂参数
			CBV	$^{15}O - CO$	对比剂,VASO 显像	
			氧化作用、氧摄取分数和乏氧	$^{15}O - O_2$	BOLD 和校正的 BOLD 技术,^{17}O- MR	
	监测多阶段代谢;多功能显像	在同一测量中使用 PET 功能显像能力和 MR 获取多代谢阶段的信息	药物激发期的多巴胺 D_2-受体结合和血流	$^{11}C - raclop\text{-}ride$	ASL, CBV	使用,如 ASL 灌注数据对高级 PET 模式或 CBV 测量
	疾病	受益于来自 PET/MR 获取的附加信息,可诊断许多神经系统疾病	脑卒中(处于危险中的组织)	$^{15}O - O_2$	ASL, VASO	用于脑缺血的基础研究
			阿尔茨海默病	$^{18}F - FDG$, $^{11}C - PIB$, $^{18}F\text{-}florbe\text{-}taben$	T1 和 T2 加权显像,容积测定,MRS	结合的信息能提供疾病进展和治疗效果的清晰图像

续　表

领域	应用	描述	举例	PET 示踪剂	MR 方法	评论
			神经肿瘤	^{11}C-methion-ine, ^{18}F - FLT	对比剂增强 MR 扫描显像,MRS	用于辐射坏死与肿瘤复发的鉴别
肿瘤学	解剖界标	利用 MR 产生的解剖信息,更好地进行解剖定位	识别肿瘤和转移	^{18}F - FDG,^{18}F - FLT,特殊的示踪剂,如^{68}Ga - DO-TATOC	T1 和 T2 加权显像与对比剂序列	与 CT 扫描相比,MR 扫描有更优的软组织对比度
	肿瘤鉴别和分期	使用 PET/MR 提供的解剖和功能信息,更好洞悉特殊的生物物理和代谢改变		^{18}F - FDG,^{18}F- FLT,特殊的示踪剂,如^{68}Ga - DO-TATOC	ASL 灌注,超极化显像,弥散加权 MR 扫描显像,MRS,磁化转运	应用 PET 和 MR 信息的互补性
心脏学	心脏活力的功能和解剖特征	使用 PET 提供的代谢信息与 MR 显像的心肌解剖和功能特性进行校正	梗死大小鉴定	^{18}F - FDG	对比增强 MR 扫描显像,射血分数,室壁厚度	同步使用触发信号行 MR 和 PET 门控采集,可用多门控静息和负荷时相 MR 行 PET 衰减校正
			通常心脏代谢	^{18}F - FDG,^{18}F- FIHA,^{11}C - ammonia	MR 弹性成像/标记负荷 MRS,MR 纤维束成像	

注:ASL,arterial spin labeling;CBV, cerebral blood volume, 脑血容量;VASO, vascular space occupancy,血管空间占有率;BOLD, blood oxygenation level dependent,血氧饱和水平依赖;MRS, MR spectroscopy, MR 频谱

三、PET/MR 质量评估和质量控制要求

　　为确保最佳的扫描仪参数和功能,需专业 PET 和 MR 两个系统的物理师和技术人员共同监管和进行质量评估。尽管某些 PET 及 MR 测试与 PET/MR 测试频率不同,但目前仍遵循同样的常规操作进行质量控制,因为我们的操作设备是单独 PET 和 MR。在大多数情况下,MR 质量保证是每周的,而 PET/MR 质量保证是每日(表 1-11)、每周的"调整"及季度的"全面调整"。

表 1-11　PET/MR 质量评估和质量控制摘要

每日	每周	每月	每季
PET 探测器效率	MR 模型(自动分析)	PET 探测器漂移检测(维修工程师)	PET 探测分析器调整
PET 发射校正系数	PET 调整检查(探测器模块校正)		PET 时间配准

续　表

每日	每周	每月	每季
PET 显像平面效率			PET 诊断性检测
PET 散射比			PET 数据完整性检查
PET 模块噪声			PET 图像检测
PET 模块效率			PET 和 MR 的预防性维护（维修工程师）
PET 随机			
PET 模块时间偏移和宽度			
PET 时间对准			
MR 线圈检查			

　　每周 MR 质量控制测试包括标准的模型扫描。此外,技术人员可以在任何时间用头部 MR 线圈进行模型检测。MR 设备影像质量检测项目与要求、检测和评价方法可参见我国卫生行业标准《WS/T 263—2006 医用磁共振成像(MRI)设备影像质量检测与评价规范》。

　　PET 的质量评估和质量控制与常见 PET/CT 系统那些相关检测相同,虽然由于组合 PET/MR 的各种原因会增加检测的频率。注意,为了符合 MR 扫描显像安全指导方针,传统上任何用于检查的金属/铅支撑体或组件必须用塑料配备。类似于 PET/CT,每日检测用塑料模型支撑体的^{68}Ge 源。另外,PET/CT 规范检查也应在 PET/MR 系统进行,包括模块噪声、模块效率、扫描仪效能、平面效率和散射比。在 PET/MR 系统中,还应每日进行时间对准。因为温度变化和电压改变会影响探测器,每日执行机架设置并监控增益,而在 PET/CT 中是每周检查。最后,探测器模块的校准是每周进行的,而 PET/CT 则是每月进行。

第七节　动物 SPECT/CT

一、小动物 SPECT/CT 质量保证计划

　　常规质量控制是正确维护高性能小型动物成像仪器的关键。好的质量控制程序有助于产出可靠的数据。对小动物 SPECT/CT 性能测试,目前尚无可被广泛接受的统一标准。在开展小动物 SPECT/CT 实验的机构中,^{99m}Tc 标记物是最容易获取及使用的,推荐在质量保证过程中采用^{99m}Tc 作为校准源。

　　1. 基本日常质量保证

　　适用于基本采集的日常质量控制、图像质量测试,主要用于测试系统性能的稳定性。主要测试内容包括脉冲高度分析采集、能量峰定位,以及能量分辨率测试,图像的静态观察、线

性及灵敏度校正,测量图像的均匀性。

2. 每周质量保证

设备装机后每周一次,由用户执行。当基本质量控制的测试值落在规定值以外时也必须执行每周质量控制程序。测试内容主要包括上述基本日常质量控制内容。当结果偏离正常范围时,软件自动执行校正程序。

3. 月质量保证

设备装机后每月一次,由设备厂家售后技术支持部门执行。包括如下内容:

(1) 异常数据清理   在小动物 SPECT/CT 系统运行过程中会遇到各种意外情况,某些意外情况会导致系统产生异常数据,这些异常数据过长时间不清理不仅占用存储空间,还会引起管理及识别上的混乱,需要定期进行清理。

(2) 病例数据整理   小动物 SPECT/CT 系统工作及质量保证过程中,会存储大量的无用数据。长时间不清理这些数据不仅占用大量存储空间,情况严重时会因存储空间不足导致无法正常扫描新病例,需要定期进行清理。

(3) 探测器工作状况分析   因探测器器件的工作参数会随时间推移而漂移,需要定期对探测器工作状况进行分析,查看各探测器点阵是否清晰、不粘连、无空洞。严格按操作规程进行,定期清理准直器,尤其是准直器的接口位置的保护及清洁,仪器安全性能检测:定期检测仪器的安全保护开关,检测红外线感应器是否故障。

4. 年度质量保证

设备装机后每年一次或者每月质量保证有需要时进行,由设备厂家售后技术支持部门执行,包括 MOD 校准、查找表生成、系统参数再验证、归一化。设备在装机后,探测器器件的工作参数随时间推移而漂移,在经过足够长时间后,可能会出现较大的 TDC 参数漂移、符合时间偏差、晶体位置(计算)偏差,以及能量偏差,依据这些偏差随时间的变化规律,需要每年进行一次针对这些参数的质量保证(表 1-12)。

表 1-12   小动物 SPECT 质量控制测试概况

日质量控制	周质量控制	月质量控制	年度质量控制
光子峰漂移	准直器稳定性	准直器持久性	所有描述的质控测试
一致性	探测器稳定性	一致性	分辨率
		定量校正	旋转一致性
			完全的 SPECT 系统设置
			多模式项目

5. SPECT/CT 配准质量保证

在成像过程中,由于机架机械方面的漂移,包括调整床的定位精度和部件的轻微移动,配准设置会发生变化。这项测试应该使用制造商提供的标准模型或使用沸石珠浸泡放射性核素 15～30 min。沸石珠应附着在圆柱体上,并在圆柱体周围不对称地放置。按照常规 SPECT/CT 显像方案配置系统,然后检查 SPECT 和 CT 数据是否错配。如果发现有肉眼可见的明显错配,那么重新进行 SPECT/CT 校准或者寻求制造商的帮助。

第八节　动物 PET 和 PET/CT

一、名词释义

QA，quality assurance，质量保证

LUT，lookup table，查找表

LOR，line of response，响应线

FOV，field of view，有效成像视野

PMT，photoMultiplier tube，光电倍增管

FDG，2 - Deoxy - 2 -[^{18}F]- Fluoroglucose，氟代脱氧葡萄糖

二、小动物 PET 质量保证计划

在开展小动物 PET 实验的机构中，^{18}F 标记物特别是 FDG 是最容易获取及使用的，推荐在质量保证过程中采用 ^{18}F 标记物尤其是 FDG 作为校准源。

1. 周质量保证

设备装机后每周一次，由用户执行，周质量保证的内容为增益校准：

因 PMT 的工作参数会随时间漂移，在 PMT 工作一段时间之后其增益会发生变化，影响成像质量，需要定期对 PMT 增益进行校准。

正常工况下，每周的增益变化≤10%，图 1-24 为周 QA 校准前后的一个增益示例。

OldSystemGain

MOD0	2.190	2.038	3.291	3.071	0.000	2.778	2.088	3.630	3.430	0.000	3.945	3.486	1.408	3.370	0.000	1.479	3.023	3.000	4.252	0.000
MOD1	2.780	4.509	2.304	4.620	0.000	2.041	2.941	3.060	3.729	0.000	3.170	3.190	2.950	3.015	0.000	1.855	4.200	1.882	3.331	0.000
MOD2	2.884	3.076	4.460	3.700	0.000	2.575	4.137	5.745	3.609	0.000	2.953	2.925	5.000	3.027	0.000	3.430	1.814	4.078	5.953	0.000
MOD3	2.738	3.413	2.552	2.592	0.000	2.844	2.262	4.621	2.467	0.000	2.560	3.909	3.000	3.665	0.000	3.023	2.806	4.405	2.950	0.000
MOD4	3.653	2.284	4.550	1.814	0.000	3.439	2.320	2.391	3.507	0.000	2.911	2.165	2.299	2.268	0.000	2.890	5.098	3.637	4.570	0.000
MOD5	1.720	1.726	1.666	2.722	0.000	2.018	2.650	3.327	0.942	0.000	1.984	2.475	1.890	2.431	0.000	1.935	2.004	2.300	3.400	0.000
MOD6	3.386	2.981	3.654	2.988	0.000	2.920	1.969	2.760	2.853	0.000	2.015	3.346	2.925	3.413	0.000	2.016	2.980	4.314	3.944	0.000
MOD7	3.371	3.274	4.249	3.718	0.000	3.280	2.500	3.175	3.739	0.000	3.325	2.265	2.950	3.463	0.000	2.975	2.870	2.700	3.023	0.000

Stop

Start time 17:16:28.943 2015/7/17　Spend time 2.50614　min val 1250　CH correcting 0

SystemGain

MOD0	2.190	2.038	3.291	3.071	0.000	2.778	2.088	3.630	3.430	0.000	3.945	3.486	1.408	3.370	0.000	1.479	3.023	3.000	4.252	0.000
MOD1	2.780	4.509	2.304	4.620	0.000	2.041	2.941	3.060	3.729	0.000	3.170	3.190	2.950	3.015	0.000	1.855	4.200	1.882	3.331	0.000
MOD2	2.884	3.076	4.460	3.700	0.000	2.575	4.137	5.745	3.609	0.000	2.953	2.925	5.000	3.027	0.000	3.430	1.814	4.078	5.953	0.000
MOD3	2.738	3.413	2.552	2.592	0.000	2.844	2.262	4.621	2.467	0.000	2.560	3.909	3.000	3.665	0.000	3.023	2.806	4.405	2.950	0.000
MOD4	3.653	2.284	4.550	1.814	0.000	3.439	2.320	2.391	3.507	0.000	2.911	2.165	2.299	2.268	0.000	2.890	5.098	3.637	4.570	0.000
MOD5	1.720	1.726	1.666	2.722	0.000	2.018	2.650	3.327	0.942	0.000	1.984	2.475	1.890	2.431	0.000	1.935	2.004	2.300	3.400	0.000
MOD6	3.386	2.981	3.654	2.988	0.000	2.920	1.969	2.760	2.853	0.000	2.015	3.346	2.925	3.413	0.000	2.016	2.980	4.314	3.944	0.000
MOD7	3.371	3.274	4.249	3.718	0.000	3.280	2.500	3.175	3.739	0.000	3.325	2.265	2.950	3.463	0.000	2.975	2.870	2.700	3.023	0.000

图 1-24　增益校准前后的增益示例

在增益校准过程进行后,使用预先制作的模体进行 PET 扫描,检查图像的床位拼接、图像尺寸、热区成像均匀性、图像分辨能力。图 1-25～图 1-29 显示一个模体扫描图像的正常与否的判别。

模体扫描图像正常后,需进行活体动物扫描,依据图像质量有无异常确认新增益是否可用。

2. 月质量保证

设备装机后每月一次,由麦德盈华售后技术支持部门执行。包括如下内容。

(1) 异常数据清理　在小动物 PET 系统运行过程中会遇到各种意外情况,某些意外情况会导致系统产生异常数据,这些异常数据过长时间不清理不仅占用存储空间,还会引起管理及识别上的混乱,需要定期进行清理。

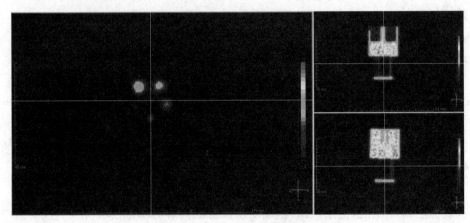

图 1-25　床位拼接正常图像

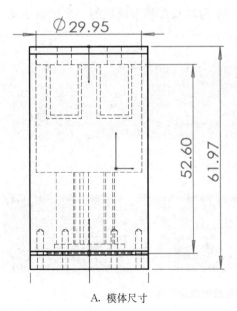

A. 模体尺寸

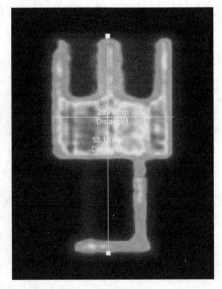

B. 正常图像尺寸

图 1-26　图像尺寸

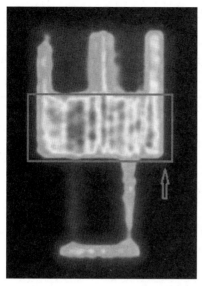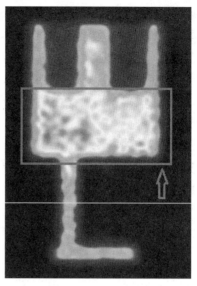

A. 热区不均匀(异常)(箭头所示方框区域)　　　　B. 热区均匀(正常)(箭头所示方框区域)

图 1－27　热区成像均匀性

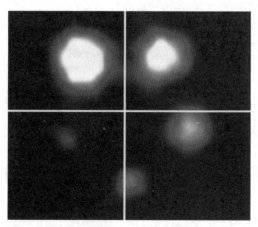

图 1－28　图像分辨能力

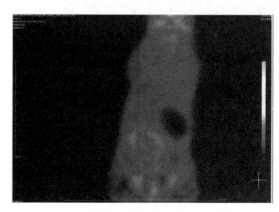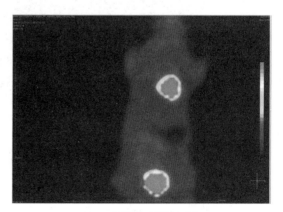

A. 存在竖条纹,图像异常,新增益不可用　　　　B. 正常图像,新增益可用

图 1－29　确认新增益是否可用的活体动物扫描图像

（2）病例数据整理 小动物 PET 系统工作及质量保证过程中，会存储大量的裸数据。QA 裸数据用于周、月、季度质量保证工作，病例扫描产生的裸数据仅用于用户需要更高质量图像时重新进行离线重建，过长时间不清理这些病例裸数据不仅占用大量存储空间，情况严重时会因存储空间不足导致无法正常扫描新病例，需要定期进行清理。另外，小动物 PET 系统具有用户数量多、单一用户存在多批次病例扫描的特点，需要定期对病例数据进行整理归档，以方便用户查看。

（3）探测器工作状况分析 因探测器器件的工作参数会随时间推移而漂移，需要定期对探测器工作状况进行分析，查看各探测器点阵是否清晰、不粘连、无空洞。

在探测器工作状况分析过程中，需调整能量阈值至合适范围，待能谱峰值达到合适值时调整 Detector 序号，查看各探测器的工作状况：查看各探测器点阵是否清晰、不粘连、无空洞。图 1-30 为一个工作状况良好的探测器点阵图和能谱图，探测器模块的增益在右上角显示。

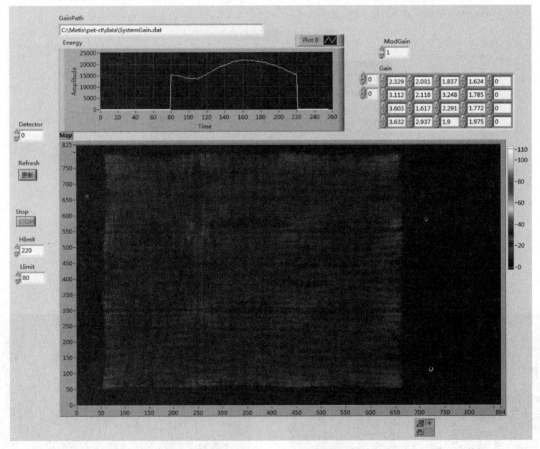

图 1-30　工作状况良好的 PET 探测器点阵图和能谱图

3. 季度质量保证

设备装机后每季度一次或者月质量保证有需要时进行，由麦德盈华售后技术支持部门执行，包括 MOD 校准、查找表生成、系统参数再验证、归一化。

设备在装机后,探测器器件的工作参数随时间推移而漂移,在经过足够长时间后,可能会出现较大的 TDC 参数漂移、符合时间偏差、晶体位置(计算)偏差以及能量偏差,依据这些偏差随时间的变化规律,需要每季度进行一次针对这些参数的质量保证,包括如下。

(1)MOD 校准　该部分内容同月质量保证的探测器工作状况分析。

(2)查找表生成　TDC 参数、符合时间、晶体位置、能量在小动物 PET 中以查找表的形式存在,在小动物 PET 工作时查找表被配置到系统中,在进行季度质量保证时需生成新的查找表以更新这些参数。

(3)RawData 采集　在生成新的查找表时需首先进行系统 RawData 数据采集。

(4)TDC　小动物 PET 系统中的时间测量采用基于 TDC 的时间间隔测量方法,在时间测量前首先需要进行 TDC 的工作参数校准,TDC 的工作参数由软件依据采集的 RawData 自动计算,无需人工参与,TDC 的工作参数以 TDC 查找表的形式体现。

(5)CTC 校准　小动物 PET 系统采用在一个符合时间窗内探测器收到入射事件的方式来判定一对 γ 射线为同一个正电子湮灭产生。探测系统工作参数随时间的漂移,不同探测器间的符合时间需要进行相应调整,符合时间以 CTC 查找表的形式体现。图 1-31 为一个探测器对的符合时间调整界面。

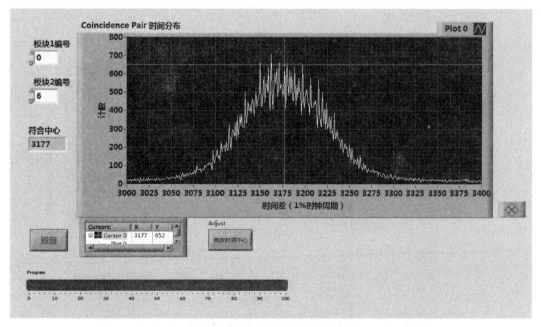

图 1-31　探测器对的符合时间调整

(6)位置校准　因 PMT 工作参数随时间的漂移,同一根晶体在探测器点阵图上的逻辑位置会产生偏移,需要定期对逻辑位置进行校准。晶体的逻辑位置以位置查找表的形式体现。图 1-32A 为一个探测器晶体逻辑位置点阵,图 1-32B 为探测器晶体逻辑截面图。

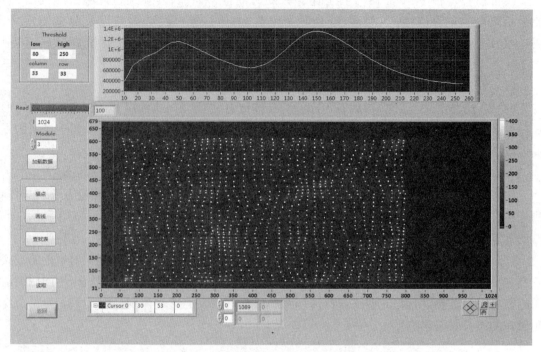

A. 探测器晶体逻辑位置点阵

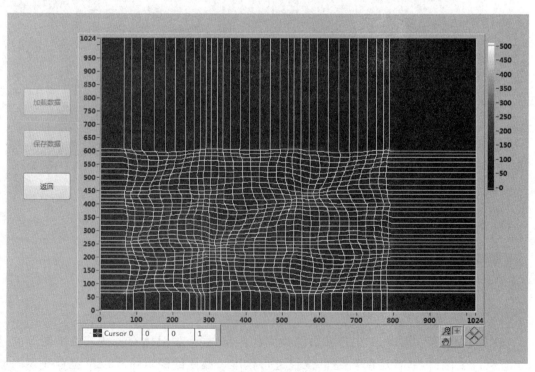

B. 探测器晶体逻辑截面图

图 1-32　位置校准

（7）能量校准　因晶体对相同入射 γ 射线产生的发光量随时间推移发生变化,晶体的能谱会发生相应的变化,能峰位置会产生偏移,需要对晶体能峰位置进行校准,晶体能谱以能量查找表的形式体现。图 1-33 为晶体能量校准。

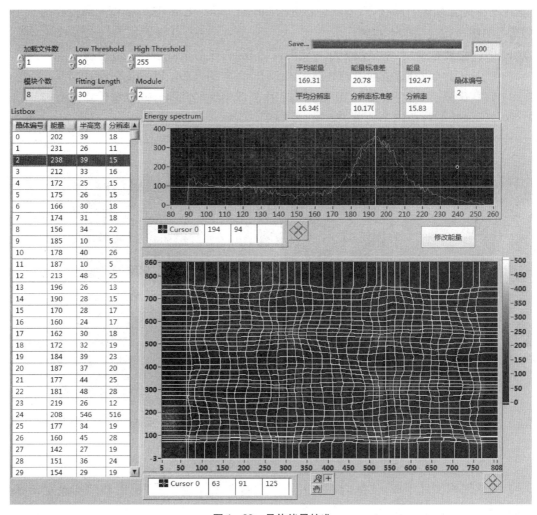

图 1-33　晶体能量校准

（8）增益调整　为使系统工作在最佳状态,探测器的能峰需要落在一个合适的范围,随着 PMT 的工作参数,以及晶体能谱的能峰随着时间的变化,探测器的能峰会产生漂移,能峰的位置通过调整 PMT 增益的方式进行调整。目标 PMT 增益由当前 PMT 增益、当前能峰、目标能峰计算得到,PMT 增益以系统增益的方式体现。

（9）系统参数再验证　在重新生成查找表以后,需要对新生成的查找表进行验证,验证方式为以新生成的查找表重新进行一轮查找表生成操作,查看晶体能量及探测器的能峰是否符合预期。

（10）归一化　在 PET 中,FOV 里面的每条 LOR 因为一些因素会拥有不同的灵敏度,这些因素包括探测器探测效率不一致,LOR 立体角的不同,以及 PET 成像方法中对数据集处理方式的不同。LOR 灵敏度的不同导致重建后的图像产生伪影,损害甚至消除图像中的有用信息,这在 PET 中是不能被忽视的负面影响,将 FOV 内 LOR 灵敏度校正一致的过程称为归一化。由于 PET 中各系统工作参数随着时间漂移,一段时间后上一次的归一化校正内容将不再符合系统当前状态,需要重新进行归一化,归一化是 PET 必需的例行校准。小动物 PET 的归一化包括如下步骤。

1)归一化数据采集:采集用于归一化的原始数据,数据量需达到合适范围;

2)归一化数据处理:依据原始数据生成 LOR 直方图(LOR Histogram);

3)归一化因子生成:依据 LOR 直方图和探测器系统的几何空间分布计算得到归一化因子。图 1-34 为归一化因子的生成界面。

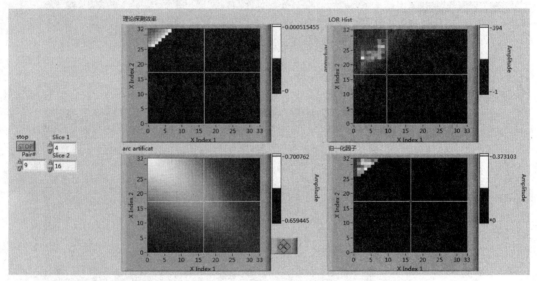

图 1-34   归一化因子生成界面

4)敏感图像文件生成:依据归一化因子以及由探测器结构、探测器环结构决定的参数生成系统的空间灵敏度分布,该空间灵敏度分布即为小动物 PET 系统的归一化参数。

第九节   脏器功能测量仪

一、概述

利用放射性药物作为示踪剂,进行脏器功能的动态检查是核医学普遍开展的诊断项目之一,它属于体内核医学范畴。其原理是让标记了放射性核素的药物参加被测脏器的代谢,在体外探测该脏器中放射性药物发射的 γ 射线,从而观察示踪药物在相应器官和组织中聚集、扩散、排出的状态过程,获得反映脏器功能的信息,通过分析和计算得到功能曲线和功能参数。

脏器功能仪仅需探测某一脏器或局部组织中放射性药物的活度随时间变化的情况,它可用带准直器的闪烁探头,以连续测量计数率为目标。测量甲状腺吸碘率的甲状腺功能仪及测量心输出曲线和放射性心动图的心功能仪("核听诊器")为单探头系统,作双肾功能测量的肾图仪和做两肺清除检查的肺功能仪为双探头系统,同时测量大脑各部位洗出曲线的脑功能仪则为多探头系统。

功能检查采用的放射性药物一般辐射能量为 10～500 keV 的 γ 射线,NaI(Tl)闪烁探测器对它们有很好的探测效率和优越的性能价格比。典型的探头使用长 50 mm、直径 50 mm 的圆柱形晶体。近年来,研制成功并初步用于临床的 CZT 半导体探测器具有高能量分辨率、系统灵敏度和空间分辨率,提高了系统整体性能。但是,CZT 探测器也存在成本过高的缺点。电子线路部分包括放大器、单道脉冲分析器、定时计数器、记录装置等。多数仪器还配备计算机进行数据采集和处理。

为了得到最好的探测灵敏度,脏器功能仪在设计和使用时总是使探头尽量贴近人体。由于脏器的大小、所在位置因人而异,临床上也不可能精确定位,所以设计准直器时通常令其视野略大于靶器官,以保证整个器官都能包括在视野里,探测深度也设计得比该器官的平均深度大一些,以避免肥胖患者使用时探测灵敏度剧烈下降。

二、造成功能仪测量误差的原因

放射性药物引入人体后总会有一部分残留在血液中,探头的视野里不可避免有血液,血液中的放射性药物所造成的计数称为"血本底"。人体中血液分布比较均匀,把探头移至靶器官旁边,测量出的计数率大致代表了血本底水平,核医学常用的"扣本底"就是将靶器官的总计数减去血本底计数。有时与靶器官紧邻的非靶器官,如肝脏,也富集着放射性药物。避免这类干扰的办法是寻找一个最佳的探头倾角,尽量使非靶器官完全处于探头准直器的隐蔽区。

用功能仪进行体内测量时应该注意,测到的计数率是经过人体的衰减和散射的结果。对于核医学常用的放射性药物所辐射的 γ 射线,软组织的线衰减常数在 0.1～0.2 cm^{-1} 范围,源的深度相差 1～2 cm 可以导致 10%～40% 的计数率差别。而放射性药物在人体中的深度分布是未知的,功能仪无法对人体衰减造成的计数损失进行估计和校正。

康普顿散射可能增加计数,也可能减少计数,取决于散射是使更多的 γ 光子进入探头还是离开探头。例如,人体内浅层脏器的计数会比它处在空气中来得更多,因为下方组织反散射(180°散射)引起的计数增加,比上方组织散射和吸收引起的计数减少更显著;而深层脏器的情况可能正好相反。此外,分布在准直器视野之外的放射性药物发出的 γ 光子,经周围组织的散射可能进入探头,散射对测量计数率有多大贡献也是个未知数。为减少散射影响,一般把单道脉冲分析器的能窗设置在光电峰上。由于能窗总有一定的宽度,单道脉冲分析器不能完全排除散射影响,尤其是在探测低能 γ 射线的时候。

因为衰减和散射的影响是不可知的,所有功能仪不能进行直接测量,通常给不出靶器官中放射性药物的绝对含量,功能仪给出的均为比值或率之类的相对参数。

三、质量控制

每日需做好以下工作。

1. 物理检查

检查准直器和探测器有无松动或变形、电缆连接等情况。如发现异常应暂停使用,采取措施恢复正常。为了患者和工作人员的安全,应检查仪器是否存在机械缺陷。

2. 本底计数率测试

(1) 目的　通过本底计数率测试评估周围无放射性时的计数率水平,检测有无污染。

(2) 方法　对每一个独立测量通道或探头,将仪器工作条件调节至待测核素位置,测量本底计数率,测量时间通常为 1 min。

(3) 结果判断　如果本底计数率比日常增高 20% 以上,应排除探头污染、仪器故障导致的噪声等因素。

(4) 评论　随着时间的推移,此测量应该是稳定的;本底水平确定了最低可检测到的放射性水平。

3. 高压检查

检查稳定性和正确的工作电压。

4. 能峰设定检查

(1) 目的　检查脉冲幅度分析器的能量窗与待测核素是否匹配。

(2) 材料　待测核素样品约 400 kBq(10 μCi),放入试管或者注射器中。

(3) 方法　① 将仪器工作条件调节到待测核素位置。仪器工作条件包括光电倍增管高压、放大器的放大倍数、脉冲幅度分析器阈值和道宽等参数,工作条件的调节可能涉及这些参数中的一个、多个或全部。② 将样品置于探头前适当位置,测量至少 10 000 计数;计算计数率。③ 将脉冲幅度分析器的阈值调高 10% 左右,测量至少 10 000 计数;计算计数率。④ 将脉冲幅度分析器的阈值调低 10% 左右,测量至少 10 000 计数;计算计数率。

(4) 结果判断　在仪器工作条件位置测得的计数率应高于调高和调低单道脉冲幅度分析器阈值后测得的计数率。否则表明仪器工作条件设置不适当,应重新设置。

(5) 设置仪器工作条件的方法　调节光电倍增管高压、放大器的放大倍数、脉冲幅度分析器阈值和道宽,使待测核素的光电峰位于单道脉冲幅度分析器窗口的中心。

(6) 多测量通道和多探头系统　对有多个独立测量通道或者多个探头的系统,应针对每一测量通道和探头作上述测试,必要时重新设置仪器工作条件。

5. 灵敏度对比

(1) 目的　对比并调整仪器中同类型探头的灵敏度。

(2) 材料　待测放射性核素样品约 400 kBq(10μCi),放入试管或者注射器中。

（3）方法　①将仪器工作条件调节到待测放射性核素位置；②对每一个同类型的探头，将样品置于探头前相同位置，测量至少10 000计数并计算计数率；③适当调节工作条件，使各个同类型探头的计数率接近。

（4）结果判断　在调节工作条件后，各个同类型探头间的计数率差别应≤4%。

（5）调节仪器灵敏度方法　最简单的方法是增大或减小单道脉冲幅度分析器的道宽，也可降低初次测量时计数率高的探头的光电倍增管高压或放大器的放大倍数。

四、注意事项

（1）注意探头的方位和距离对测量结果的影响。

（2）测量前按仪器说明书要求预热仪器。

第十节　手持式 γ 探测仪

一、概述

手持式 γ 探测仪已广泛用于临床癌症的治疗中，通常是为了更迅速地识别和定位前哨淋巴结（sentinel lymph node，SLN）。

恶性肿瘤发生远处转移的主要方式是瘤细胞向瘤外迁移，许多恶性肿瘤都伴有淋巴系统的转移。SLN是指首先接受区域淋巴引流的那一组淋巴结（可以是一个或者多个淋巴结），在恶性肿瘤是指肿瘤细胞到达的第一站淋巴结，是肿瘤转移最先累及的淋巴结。SLN的存在说明原发肿瘤淋巴结的转移是有序的、可预测的，肿瘤的淋巴播散是渐进的。如果SLN不发生转移，则其他淋巴结发生转移的可能性<1%。

放射性核素示踪SLN的检查已基本成为临床的常规检查，SLN活检技术有活性染料示踪法和核素示踪法，或以上两者联合法。在瘤灶或周围组织注入用放射性核素标记的胶体或其他亲肿瘤药物，用 γ 闪烁显像和探测仪检测的方法，可在术前体表定位，确定SLN，了解淋巴结是否转移及转移淋巴结的位置，指导外科进行SLN活检，对制订淋巴清扫的方案非常有利，可以预示肿瘤的分期和预后。术中应用手持 γ 探测仪精确定位SLN，发现淋巴结转移立即行有针对性的选择性清除，避免盲目清除深部淋巴结群。

术中使用的手持式 γ 探测仪分为闪烁型和半导体型两类，以后者最为常用。它由碲化镉（CeTe）晶体加前置放大器组成，放大器配有数字显示装置、打印及声控信号处理系统。其探测原理为由晶体探测到来自放射源的 γ 射线，经前置放大器转化为电信号，设置选择时间，以选定时间内的计数读出，同时发出音响信号。此音响信号随计数率增加其响度增加，因而根据计数和音响信号可在术中直接判断癌灶存在与否。探头计数遵循负平方定律，即减少探头与放射性源间距离而增加其灵敏度和空间分辨率。探头晶体厚度也影响其分辨效果。

二、质量控制

1. 每日或使用前需做好的工作

（1）电池供电系统电源检查

1）目的：检查是否有足够的工作电压和足够的充电。

2）评论：仪器用于手术时需要一个完整的电池充电；电池的容量必须足够供应临床外科手术持续时间的总功率要求；按照生产商说明的方法和推荐的测试频率检查可用的电池容量。

（2）物理检查

1）目的：检查探头、测量装置、电缆是否存在任何损坏。

2）评论：防止使用已损坏和不安全的仪器；电缆特别易于损坏。

（3）本底计数率测试

1）目的：通过本底计数率测试评估周围本底放射性计数率水平；检测有无放射污染。

2）方法：将仪器工作条件调节到待测放射性核素位置，测量本底计数率，测量时间通常为 1 min。

3）结果判断：如果本底计数率比日常增加 20% 以上，应排除探头污染、仪器故障导致的噪声等因素。

4）评论：在标准条件下检测；本底水平确定了可检测到的最低放射性水平。

（4）灵敏度/恒定性测试

1）目的：测试恒定性和再现性。

2）评论：使用适当的长半衰期放射源，在一个相对于探针的恒定的几何位置测量；测量所用能量窗口设置应与临床应用时的相同。

术中使用的手持式 γ 探测仪不能提供一个显示的能量谱，它不可能目视检查探测器是否达到顶峰，即光电峰与预设光电能窗相符。因而，由不适当的能量窗导致的较低计数或计数率不容易被注意到。因此，应该使用一个长半衰期的参考源[如 ^{57}Co、^{68}Ge 和（或）^{137}Cs]，用于日常检查计数率的恒定性；从一天到下一天净计数率的明显的变化（如 $>\pm10\%$）提示可能能量窗设置不恰当或其他一些技术问题。

2. 每 6 个月所需进行的检测

（1）稳定性检测

1）目的：检查短时计数精密度。

2）评论：计数精密度是衡量整个系统的稳定性，可采用重复测量的检测和应用卡方测试的方法。

（2）能谱检测

1）目的：检查探测器响应的能量范围。

2）评论：如果仪器提供了该功能；遵循制造商的建议的方法。

第十一节　放射免疫分析测定仪器

一、仪器概述

放射免疫测定仪(γ免疫计数器)的核心是闪烁计数器,其构成包括闪烁探头、主放大器、单道脉冲幅度分析器和定标器。为了同时对多个样品测量,还有多探头(如2个或10个)、多单道、多定标器和单显示器的系统。闪烁计数器只能显示每次测量的计数值,由人工完成换样、结合率计算、标准曲线回归、被测样品浓度求解。

有些系统配备了计算器,定标器输出的计数值通过接口送到计算器,由计算器完成两次计数平均、求百分比结合率、logit运算和统计。计算器接口根据计算公式控制电子开关,顺序接通计算器的按键,完成自动计算。此外,接口中的控制器还接受定标器的停止信号,锁定定标器的计数值,向它发出复位(清零)信号,把数据传送给计算器等等。这种系统不能直接给出样品浓度值。

自动化程度更高的系统配备了单板机或微计算机,除了能自动进行计数、数据处理和质量控制以外,还能控制样品的输送和换样,实现无人管理。目前,一些型号的产品工作方式为全自动测量,具有较多的功能:可选择^{125}I、^{57}Co、^{59}Fe、^{75}Se等多种放射性核素标记物测量;采用条码阅读自动识别技术自动排队测量,一次最多可设置10个检测项目;具有断电续测功能、浓度反查功能、标准曲线调用功能等;具有复管测量,复管数最高可设置4个,提高检测准确度;仪器智能化程度高,可自动进行坪、谱曲线的测量、故障提示等,操作维护简单;多种检测模式可供选择,如放射免疫分析(RIA)、免疫放射分析(IRMA)、肝炎、胰岛素系列、纯计数测量等;多种数据处理方式,如线性内插方程、样条函数、3次多项式方程、Log-logit方程、3/2次方程、四参数、五参数;多种结合率方式,如B/T、B/B_0、B/B_m、F/B、B/F;可编辑打印多种报告单样式;提供批间质量控制、批内质量控制、精密度图、质控图等质控分析功能;数据可网上传输,实现资源共享。

二、每日质量控制

1. 能峰设定检查

(1) 目的　检查脉冲幅度分析器的能量窗与待测核素是否匹配。

(2) 材料　待测核素样品约4 kBq,放入试管或者其他适宜测量的容器中。

(3) 方法　① 将仪器工作条件调节到待测放射性核素位置。仪器工作条件包括光电倍增管高压、放大器的放大倍数、脉冲幅度分析器阈值和道宽等参数,工作条件的调节可能涉及这些参数中的一个、多个或全部。② 将样品置于探头前适当位置,测量至少10 000计数;计算计数率。③ 将脉冲幅度分析器的阈值调高10%左右,测量至少10 000计数;计算计数率。④ 将脉冲幅度分析器的阈值调低 10% 左右,测量至少 10 000 计数;计算计数率。

(4)结果判断   在仪器工作条件位置测得的计数率应高于调高和调低单道脉冲幅度分析器阈值后测得的计数率。否则表明仪器工作条件设置不适当,应重新设置。

(5)设置仪器工作条件的方法   调节光电倍增管高压、放大器的放大倍数、脉冲幅度分析器阈值和道宽,使待测放射性核素的光电峰位于单道脉冲幅度分析器窗口的中心。

(6)多测量通道和多探头系统   对有多个独立测量通道或者多个探头的系统,应针对每一测量通道和探头作上述测试,必要时重新设置仪器工作条件。

2. 本底计数率测试

(1)目的   通过本底计数率测试检查仪器的基本功能。

(2)方法   对每一个独立测量通道或探头,将仪器工作条件调节到待测核素位置,测量本底计数率,测量时间通常为 1 min。

(3)结果判断   本底计数率应<80 cps。如果本底计数率比日常增高 50% 以上,应排除探头污染、仪器故障导致的噪声等因素。

3. 探测效率逐日比较

(1)目的   通过逐日比较探测效率的变化检查仪器状况,替代"能峰设定检查"。

(2)应用范围   ① 采用脉冲幅度鉴别器替代脉冲幅度分析器的仪器。② 工作条件调节装置在仪器内部,或由仪器自动设置,日常使用情况下无法调节的仪器。③ 能谱上不形成单一光电峰的放射性核素(如^{125}I)。

(3)材料   待测放射性核素样品(如^{125}I)约 4 kBq(0.1 μCi),放入试管或者注射器中,密封,作为参考源。

(4)方法   ① 将仪器工作条件调节至待测放射性核素位置。② 在制作参考源当日测量其计数,计数应>10 000;计算计数率,作为参考源计数率的初始值。③ 在工作日测量参考源的计数,计数应>10 000;计算计数率。

(5)结果判断   计算参考源计数率初始值衰变到本工作日应有的计数率,并与本日测量计数率比较。如果计数率相差>±5%,说明仪器状态有较大变化,应暂停使用,采取措施恢复仪器正常状态。

三、其他定期测试

(1)多探头仪应每月校正各探头测量效率一致性(CV 应≤5%)。

(2)每年测定仪器效率一次(^{129}I 参考源效率应≥55%)。

四、注意事项

(1)样品体积过大会影响测量结果。当比较不同样品的活度或计数率时,样品的体积应尽量相同。

(2)井型 γ 计数器的探测效率高,如果放射性样品的活度过高,计数器的死时间(分辨时间)会影响测量结果。必要时应作死时间校正。

（3）测量前按仪器说明书要求预热仪器。

第十二节　放射性核素校准仪（放射性活度计）

用于核医学测量放射性活度的仪器通常称为放射性核素校准仪（radionuclide calibrator)或放射性活度计(dose calibrator)。

放射性活度计由井型电离室、静电计和信号处理、显示系统等组成。主要用于放射性溶液的 γ 和 β 放射性活度测量。其工作原理为射线在电离室有效体积内使气体分子发生电离，产生的电子和正离子在电场的作用下向两极漂移，被收集在电极上，通过静电计放大处理后，得到的电离电流与放射性活度呈正比。电离室对不同放射性核素的辐射有不同的响应，所以对不同的放射性核素有逐一对应的刻度系数。放射性活度计是一种相对测量仪器，所以必须用标准源对其进行标准刻度。放射性活度计可包括打印放射性测量文本的打印机，也可配 RS-232 串行通信端口或 USB 端口接口，与放射性药物学计算机管理系统连接。

医用放射性活度计的特点是几何探测效率高，可测量各种放射性核素产生的电离电流。对常用的放射性核素，工厂利用一系列已知活度的标准源进行刻度，获得不同放射性核素的刻度系数和能量响应曲线。使用时只要选择待测放射性核素的按钮或菜单，就能利用相应的刻度系数将电离电流转换成活度的读数。

由于核医学诊疗中使用的放射性核素的种类多、剂量变化幅度大，为达到诊疗最优化的要求，必须保证活度计能够准确和精确地测量不同放射性核素的放射性活度。

一、验收测试

放射性活度计的验收测试应包括测量的准确性、重复性、线性和几何响应等。这些都是必需的，通过测定合适的性能参数以确定仪器满足卖方所声明的技术规格，并为后续的质量控制提供基准参数。

二、强制检定

根据有关法规，医用放射性活度计属于需强检的仪器，应 2 年送检一次。

三、日常质量控制

1. 测量本底读数

（1）目的　利用本底读数了解仪器的基本性能变化情况。每日均应进行。

（2）方法　将仪器设置为测量常用的放射性核素(如^{99m}Tc)状态，测量本底读数。

（3）本底扣除 应从样品读数中扣除本底读数，或通过相应设置使仪器自动扣除本底。

（4）结果判断 ① 高活度样品：如样品活度远大于本底读数，可以忽略本底读数。② 低活度样品：如果本底读数与样品活度相比不能忽略，当本底读数增高 20％以上，应暂停使用，查明原因并予以排除。

（5）本底增高的可能原因及解决方法 ① 内部污染：如电离室隔套和样品托架受到放射性核素污染，应予以更换。可清洗被更换的隔套和样品托架，必要时应放置一段时间，使污染源衰变至可以接受的水平。② 外部污染：清除活度计附近的放射源；恢复电离室的屏蔽。③ 其他原因：排除仪器故障、供电电源变化等因素。

2. 仪器稳定性测试

（1）目的 利用长半衰期的监督源（如^{137}Cs）检查仪器在测量常用放射性核素条件下的稳定性。

（2）材料 仪器配备的监督源，如^{133}Ba、^{137}Cs、^{226}Ra 等，活度约 3.7 MBq(100μCi)。

（3）方法 将仪器设置为测量常用放射性核素（如^{99m}Tc）状态，测量监督源的活度读数，将其描记在质量控制图上。

（4）结果判断 如果在质量控制图上测量值落在±10％限值线范围之外，应暂停使用，查明原因。

（5）导致稳定性变化的因素 ① 污染：可通过更换离室隔套和样品托架、清除外部放射源等方法减少或消除。② 随机误差和系统误差：可多次重复测量监督源的读数，通过精度分布和平均值的变化判断。

3. 线性检测

（1）目的 保证活度计给出的读数与实际测量的放射性物质的活度呈直接的比例关系。活度计的线性检测一般每个季度执行一次。

（2）材料 使用^{99m}Tc 作为放射源。

（3）方法 采用自然衰变法。取 1 850 MBq(50 mCi)的^{99m}Tc 溶液，每小时测量一次，连续 48 h 记录测量结果。获得的活度/时间数据可以用 Excel 等表格进行分析处理。首先将测得的活度和时间以半对数关系绘图，纵坐标为放射性活度。然后，通过数据分析处理得到回归曲线来调整数据点。

（4）结果判断 通过回归方程获得的数据与实际放射性活度测得值的最大偏差应＜5％。线性回归分析得出的回归系数为 1.0，意味着活度计的读数的半对数与时间绘图是一条完美的直线关系。

4. 准确性检测

准确性的检测每年进行一次，用于评估活度计测得的结果与^{137}Cs 或^{57}Co 密封源的活度间的接近程度。参考标准源是长半衰期的放射源，其活度由标准实验室标定。活度计测得的活度，在经过衰减校正后与标准源的活度应相差＜5％。

四、注意事项

（1）医用放射性核素活度计在原理上无选择功能。使用时应选择正确的核素按键或菜单,使仪器能利用正确的刻度系数,保证活度读数的正确性。

(2) 使用活度计时,要注意几何因素的影响,样品的测量井中的位置(高度)对测量结果有一定的影响。样品离井口越近,探测效率越低。体积大的样品探测效率低于体积小的样品。

(3) 注意本底变化、污染、屏蔽等因素对测量结果的影响。

(4) 样品测量和质量控制测试应在仪器预热后进行,预热时间应符合仪器说明书要求。

(5) 样品放入测量井后,应等待足够时间使读数稳定。

第十三节　辐射防护测量仪器

一、个人剂量监测仪

个人剂量监测仪是用来测量个人接受外照射剂量的仪器,射线探测器部分体积较小,可佩带在人体的适当部位

笔式剂量仪是一种专门用于监测个人接受剂量的袖珍剂量仪,其核心是电容电离室。电容的一个电极是中心电极;另一个是金属外壳,两者之间绝缘良好。笔式剂量仪包括直读式和非直读式两种。笔式剂量仪的主要优点是可逐日读出每日所受照射的累积剂量,缺点是误差较大。

胶片剂量仪是根据射线可使胶片感光的原理制成。受照射的胶片产生潜影,经显影、定影处理后用黑度计测量胶片的变黑程度,黑度与受照射剂量呈正比,以此度量受照射剂量的大小。胶片剂量计的优点是体积小、佩带方便、胶片可作为原始记录长期保存,缺点是影响因素较多。

热释光剂量仪使用被称为热致发光体的固体发光材料,作为射线探测元件。这种材料在射线作用下不是立即发光,而是把射线能量贮存积累起来,在需要时通过加热使其发光,测量受照射的剂量。热释光剂量仪的优点是体积小、灵敏度高、测量精度高、重复性好、发光材料可重复使用。因此,热释光剂量仪已逐渐替代胶片剂量计。

二、表面污染监测仪

表面污染监测仪是用于对体表、工作服、工作面等受到的放射性污染进行监测的仪器。场所剂量监测仪是测量工作场所的射线照射量的仪器。这些仪器按使用目的配备不同的探测器,可完成对各种射线的计数(率)、照射量(率)、吸收剂量(率)的测量。有的仪器还配备各种可置换的探头,以适用于各种不同的射线条件。

三、质量控制

1. 强制检定

这类仪器中很多属于强制检定的仪器,应按规定周期与要求送检。

2. 日常质控

(1) 刻度和校准　非强制检定仪器应定期刻度和校准。一般情况下应将仪器交生产厂家完成,具备条件时可按照生产厂家提供的方法自行刻度和校准。

(2) 使用前检查　检查仪器各部分是否完好;连接探测器的电缆有无破损,连接是否牢靠。开机后通过仪器自检功能检查基本功能是否正常,对便携式仪器应特别检查电池电量是否符合要求。在本底环境下检查仪器指针或读数是否有异常摆动或跳动。

(3) 个人剂量监测质控　使用笔式剂量仪、剂量胶片、热释光剂量元件等个人剂量监测设备时,应配合监测机构做好发放和收集工作,避免丢失、损坏和混淆。使用时应佩戴在规定的部位。

四、注意事项

(1) 便携式仪器要及时更换电池或充电,使用完毕后要关闭电源。
(2) 避免仪器的放射性污染。
(3) 遵守仪器使用说明书的有关规定。

第十四节　双能 X 线吸收测量法骨密度仪

双能 X 线吸收测量法(dual energy X-ray absorptiometry, DXA)是公认的定量测量骨密度的最精确的方法。由于骨密度的自然变化或药物干预下的改变非常缓慢和轻微,控制DXA 测量的误差对受检者骨健康的诊断、骨密度改变是否有意义的判断非常重要。

影响 DXA 精确性的因素包括:设备自身系统准确性和精确性;受检者身体内或携带的异物、畸形、检查的合作(移动);操作者的摆位、分析。

一、工作条件

1. 环境条件

除非另有规定,骨密度仪工作环境条件应满足:环境温度,10~40℃;相对湿度,30%~75%;大气压力,700~1 060 hPa。

2. 电源条件

网电源电压波动应不超过标称值的±5%。

　　骨密度仪的工作电源条件应满足:电源类型,AC,单相;额定电压,220V±22V;电源频率,50Hz±1Hz;电源容量,由产品标准规定。

二、电功率

　　1. 最大输出电功率

按导致最大电功率的加载因素组合加载,观察有无异常现象。

　　2. 标称电功率

按导致标志电功率X线管电压、X线管电流、加载时间的组合加载,观察有无异常现象。

三、骨密度测量

　　1. 准确度

使用产品标准所规定的试验方法,对制造商提供的可接受的体模进行骨密度测量,测量值应符合产品标准规定的骨密度仪对骨密度测量的准确度。

　　2. 重复性

(1) 同日重复性　同日重复性是指在同一日多次扫描同一体模,评价所得结果的变异。同日重复性适用于对腰椎、前臂或跟骨测量的评价。同日重复性评估所使用的体模可参照《YY/T 0274—2009标准》的附录A,试验方法如下。

　　1) 试验布局:体模的选用取决于骨密度测量的类型,根据测量所需分别选用腰椎体模、中密度前臂体模或中密度跟骨体模,将体模按照说明书要求放置在骨密度仪的测量位置。

　　2) 试验步骤:在同日内对体模至少进行10次连续扫描测量,期间无需移动体模的位置。

　　3) 过程分析:在扫描获得的骨等同材料影像上建立感兴趣区间,产品说明书中规定了感兴趣区的位置、数量和大小,测量骨密度。具体方法如下。

　　对扫描获得的腰椎体模不同密度的等同材料,分别对每个椎体建立感兴趣区间,要求涵盖扫描到的全部骨等同材料。

　　对扫描获得的中密度前臂材料,分别建立感兴趣区间。

　　对扫描获得的中密度跟骨材料,建立感兴趣区间涵盖全部骨等同材料。如不能实现感兴趣区间大小的手动设定,可以应用自动感兴趣区间。

　　4) 结果评估:按公式(1)计算同日骨密度测量的变异系数CV。

$$CV = \sqrt{\frac{\sum_{i=1}^{n}(x_i - \bar{x})^2}{n-1}} \div \bar{x} \times 100\% \tag{1}$$

　　对同一体模在同日进行重复测量,要求所测骨密度值的变异系数CV≤1%。

(2) 多日重复性　多日重复性,是指在不同日中多次扫描同一体模,评估所得结果的变异。多日重复性适用于对腰椎、前臂或跟骨测量的评估。多日重复性评估所使用的体模可参照《YY/T 0274—2009标准》的附录A,试验方法如下。

　　1) 试验布局:体模的选用取决于骨密度测量的类型,根据测量所需分别选用腰椎体模、中密度前臂体模或中密度跟骨体模,将体模按照说明书要求放置在骨密度仪的测量位置。应尽量避免每日重新放置体模。

2) 试验步骤:每日扫描测量体模1次,至少扫描10次。

3) 过程分析:对扫描获得的骨等同材料影像上建立感兴趣区间,产品说明书中规定了感兴趣区的位置、数量和大小,测量骨密度。具体方法如下。

对扫描获得的腰椎体模不同密度的等同材料,分别对每个椎体建立感兴趣区间,要求涵盖扫描到的全部骨等同材料。

对扫描获得的中密度前臂材料,分别建立2个1.5 cm² 大小的感兴趣区间。

对扫描获得的中密度跟骨材料,建立感兴趣区间涵盖全部骨等同材料。如不能实现感兴趣区间大小的手动设定,可以应用自动感兴趣区间。

4) 结果评估:按公式计算多日骨密度测量的变异系数CV。对同一体模在多日进行重复测量,要求所测骨密度值的变异系数CV≤1%。

3. 线性

线性适用于对腰椎、前臂或跟骨测量的评价。线性测量所使用的体模可参照《YY/T 0274—2009 标准》的附录A,试验方法如下。

(1) 试验布局　体模的选用取决于骨密度测量的类型,根据测量所需分别选用腰椎体模、前臂体模(低、中、高密度)或跟骨体模(低、中、高密度),将体模按照说明书要求放置在骨密度仪的测量位置。

(2) 试验步骤　每组体模应扫描3个不同密度(低、中、高),每个至少3次。

(3) 过程分析　在扫描获得的不同密度的骨等同材料的椎体建立不同的感兴趣区间,产品说明书中规定了感兴趣区间的位置、数量和大小,测量骨密度,并对每种密度材料计算平均骨密度。

(4) 结果评估　计算体模真实骨密度值和平均骨密度值的相关系数R。在产品允许的范围内,要求骨密度测定结果相关系数R≥0.99。

4. 厚度依赖性

厚度依赖性适用于对腰椎测量的评估。厚度依赖性测量所使用的体模可参照 YY/T 0274—2009 标准的附录A,试验方法如下。

(1) 试验布局　将两块单板体模分别放置于腰椎体模上,并将两块单板体模按说明书要求放置在扫描床上。使腰椎体模分别在不同的身体厚度状态下扫描:体厚150 mm(无水,无单板体模);体厚200 mm(水面高出体模50 mm或加50 mm单板体模);体厚250 mm(水面高出体模100 mm或加100 mm单板体模)。

(2) 试验步骤　扫描以上状态下每组体模,至少3次。

(3) 过程分析　对扫描获得的不同的骨等同材料分别建立感兴趣区间,使其包含扫描获得的全部骨等同材料(低、中、高),测量骨密度,产品说明书中规定了感兴趣区的位置、数量和大小,并计算在身体不同厚度平均骨密度。

(4) 结果评估　按公式计算每种厚度状态下平均骨密度的变异系数CV。应满足于软组织厚度从15~25 cm的变化,所测骨密度值的变异系数CV≤2%。

5. 距离依赖性

距离依赖性适用于对腰椎测量的评估。距离依赖性测量所使用的体模可参照《YY/T 0274—2009 标准》的附录 A,试验方法如下。

(1)试验布局 将两个不同高度的腰椎体模支架分别放置于腰椎体模下,并将体模按说明书要求放置在扫描床上。使腰椎体模分别离扫描床表面不同的距离状态下扫描(如:0、25、50 mm)。

(2)试验步骤 扫描以上不同距离体模,至少 3 次。

(3)过程分析 对扫描获得的不同的骨等同材料分别建立 ROI 间,使其包含扫描得到的全部骨等同材料,测量骨密度。产品说明书中规定了 ROI 的位置、数量和大小,并计算在不同距离状态下平均骨密度。

(4)结果评估 按公式计算不同距离状态下平均骨密度的变异系数 CV。当作为靶目标的骨骼有扫描床表面距离在 0~5 cm 变化,所测骨密度值的变异系数 CV≤2%。

四、维持设备系统性能

(1)保持房间温度稳定。

(2)做好设备防尘和清洁工作。

(3)遵照厂家说明和培训操作设备。

(4)每日进行基线扫描和体模扫描(若没有受检者也建议每周至少进行一次)。

(5)制作质量控制图并定期分析,对发现的基线偏移、漂移进行分析校正(建议制订校正方法或由厂家工程师校正)。

(6)对仪器进行维修、软硬件升级、搬动转移后,必须进行精确性校正,并记录。

五、检查前做好准备工作

(1)接受过造影剂检查或消化道钡剂检查的患者应在体内造影剂、钡剂排出体外后再行 DXA 检查。

(2)检查前去除髋部、腰部异物,如钥匙、腰托等。

(3)嘱咐受检者检查过程中保持体位,避免移动、咳嗽。

六、操作过程的质量保证

(1)腰椎应尽可能保持笔直,置于扫描视野的中间,使用搁腿垫,使大腿垂直于床面,以保证腰椎能够贴紧检查床。

(2)腰椎扫描范围应完整包括第 1~4 腰椎,并可以见到第 12 肋骨和第 5 腰椎(或盆骨)。

(3)髋部检查应内旋下肢,尽可能使小转子不可见,股骨干平行于扫描视野。

(4)使用自动 ROI 分析时应注意观察骨骼形态是否完整,必要时手动调整。

（5）复查受检者应保持两次检查的体位一致，并进行变化比较分析。

七、精确性建议

建议每个操作者建立针对某一台设备的最小有意义变化值，同一患者的随访尽量由同一操作者完成。

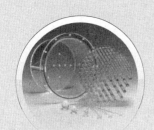

第二章

放 射 性 药 物

第一节 概 述

一、放射性药物

放射性药物系指含有放射性核素的供医学诊断和治疗的一类特殊制剂。在我国,获得国家食品药品监督管理部门批准文号的放射性药物称为放射性药品。《中华人民共和国药典》2015年版收载的放射性药品共30个,比2010年版增加7个。

凡使用放射性药品的医疗机构均应申请《放射性药品使用许可证》,根据国药监安〔2003〕199号四部委文件的通知精神,《放射性药品使用许可证》分为4类,配制、制备或使用放射性药物应具备相应类别的许可证。持有第一类许可证的医疗机构可使用体外诊断用各种含放射性核素的分析药盒。持有第二类许可证的可以使用体内诊断、治疗用一般放射性药品(系指根据诊断、治疗需要,对购入的放射性药品进行简单的稀释或不稀释用于患者的品种,如碘[131I]化钠口服溶液、邻碘[131I]马尿酸钠注射液、氯化亚铊[201T1]注射液等)和即时标记放射性药品生产企业提供的已配制完成的含锝[99mTc]注射液。持有第三类许可证的可使用《放射性药品使用许可证》(第二类)规定的放射性药品;采用放射性核素发生器及配套药盒自行配制的体内诊断及治疗用放射性药品;采用市售自动合成装置自行制备的正电子类放射性药品。持有第四类许可证的可使用《放射性药品使用许可证》(第三类)规定的放射性药品;可研制和使用放射性新制剂以适应核医学诊治新方法、新技术的应用。研制范围仅限国内市场没有或技术条件限制而不能供应的品种。

医疗机构制备的正电子类放射性药品不得上市销售。持有《正电子类放射性药品GMP批件》的医疗机构,其制备的正电子类放射性药品可以在符合规定的医疗机构之间调剂使用。

二、主要术语

1. 放射性核素发生器

是指可以从较长半衰期核素(母体)分离出由它衰变而产生的较短半衰期核素(子体)的一种装置。

2. 放射性药品配套药盒

是指按工艺处方预先分装的含待标记配体、还原剂或氧化剂等组分,可直接加入放射性核素进行标记,快速制备放射性药品制剂的产品。

3. 即时标记放射性药品

是指利用放射性核素发生器淋洗得到洗脱液,然后将其加入放射性药品配套药盒中制备而得到的一类放射性药品。

4. 正电子类放射性药品

是指含有发射正电子的放射性核素的药品。

三、对放射性药物的要求

为确保安全和有效使用放射性药物,这类药物不仅应满足药品标准的要求,而且应符合放射性药物的要求。使用的放射性药物,应符合以下要求。

(1) 放射性核素纯度　严格控制其放射性核素纯度,通常应按制造商规定的技术指南进行控制。

(2) 化学纯度　严格控制其化学纯度,使其带有毒性的化学杂质和影响放射药物生理过程的化学杂质符合相关的国家标准要求。

(3) 放射化学纯度　严格控制其放射化学纯度。如不能达到放射化学纯度的要求,有可能导致放射性药物组织靶向特异性下降,造成非靶器官的照射。

(4) 相关标识和说明　放射性药物产品应有热原反应结果、放射化学纯度分析结果和灭菌效果等的标识和说明。此外,还应标识以下内容:放射性核素和药物的化学形态、总放射性活度、活度测量时间、制造商名称和地址、有效期、可以追溯批号及批次的代码和溶液情况下标明总体积等。

四、放射性药物的质量控制基本要求

(1) 定期监测和校准　核医学科室应对相关作业环境的微生物、药物颗粒和放射性污染进行定期监测,对放射性核素纯度进行验收检测;按计划对所有相关设备进行日常预防性保养,并对其定期校准。

(2) 质量控制体系　对放射性药物的质量控制,应以质量控制的过程和程序控制为重点,应要求所有作业程序都有书面形式且得到严格遵守,并按质量体系的要求准确记录和保存。

（3）档案管理 应建立放射性药物使用档案。其内容包括原始材料、验收检测、日常检测、放射性药物的储存、生成过程和放射性废物处置等的记录，以及环境空气中气溶胶监测、辐射检测、工作站性能、仪器校准和工作人员辐射剂量等的记录。

（4）放射性活度测量 应使用气体井型电离室型放射性核素活度计测量放射性药物活度，以确保注射器或瓶中放射性药物所给活度的准确性。在放射性药物施用时测量其活度，记录其测量时间和结果等。

五、放射性药物剂量

1. 原则

应遵循在实现预期目标情况下，使患者接受尽可能低剂量的原则，即 ALARA(as low as reasonably achievable)原则。有关使用放射性药物的正当性判断和最佳化措施参见"放射防护"章节的受检者防护内容。

2. 儿科核医学

小儿常用的放射性药物剂量计算有千克体重法、体表面积法和 Webster 公式法。在大量临床数据的基础下，欧洲和北美采用上述几种计算方法将儿科核医学常用放射性药物剂量进行了整合，分别制定《儿童剂量卡和共识指南》。2008 年，EANM 发布了儿科剂量卡。2011 年，《北美共识指南》推荐了一系列儿科核医学的用药放射性剂量。2012 年 EANM 大会期间，一个 EANM 和核医学与分子影像学会（SNMMI）的工作组开会研究协调这些《指南》的可能性。EANM 和 SNMMI 经过协调后于 2014 年发表文章（Paediatric radiopharmaceutical administration: harmonization of the 2007 EANM paediatric dosage card (version 1.5.2008) and the 2010 North American consensus guidelines. Eur J Nucl Med Mol Imaging, 2014,41:1036-1041.），目的是识别这些《指南》之间的差异和建议各自更改，以达到一致的水平。另外，目前还提供了修订版（v 5.7.2016）的 EANM 儿童剂量卡（图 2-1）（http://www.eanm.org/docs/EANM_Dosage_Card_040214.pdf）。

除了剂量卡外，还开发了手机应用的 PedDose App，并更新到新的统一《指南》。此 App 有 Android 和 iPhone 版本，Android 版本需在 Google 下搜索下载，而 iPhone 版本可直接在 App Store 下载。手机 PedDose 软件使用时只要选择核素、药物和体重，就可显示推荐剂量（图 2-2），并可联机打印。

第二节　^{99m}Tc 放射性药品质量控制

一、^{99m}Tc 放射性药品质量控制原则

根据《关于印发锝[^{99m}Tc]放射性药品质量控制指导原则的通知》(国食药监安[2004]198

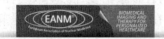

Dosage Card (Version 5.7.2016)

Multiple of Baseline Activity

Weight kg	Class A	Class B	Class C	Weight kg	Class A	Class B	Class C
3	1	1	1	32	3.77	7.29	14.00
4	1.12	1.14	1.33	34	3.88	7.72	15.00
6	1.47	1.71	2.00	36	4.00	8.00	16.00
8	1.71	2.14	3.00	38	4.18	8.43	17.00
10	1.94	2.71	3.67	40	4.29	8.86	18.00
12	2.18	3.14	4.67	42	4.41	9.14	19.00
14	2.35	3.57	5.67	44	4.53	9.57	20.00
16	2.53	4.00	6.33	46	4.65	10.00	21.00
18	2.71	4.43	7.33	48	4.77	10.29	22.00
20	2.88	4.86	8.33	50	4.88	10.71	23.00
22	3.06	5.29	9.33	52-54	5.00	11.29	24.67
24	3.18	5.71	10.00	56-58	5.24	12.00	26.67
26	3.35	6.14	11.00	60-62	5.47	12.71	28.67
28	3.47	6.43	12.00	64-66	5.65	13.43	31.00
30	3.65	6.86	13.00	68	5.77	14.00	32.33

$$A[MBq]_{Administered} = BaselineActivity \times Multiple$$

a) For a calculation of the administered activity, the baseline activity value has to be multiplied by the multiples given above for the recommended radiopharmaceutical class (see reverse).

b) If the resulting activity is smaller than the minimum recommended activity, the minimum activity should be administered.

c) The national diagnostic reference levels should not be exceeded!

Examples:

a) ^{18}F FDP-PET Brain, 50 kg: activity to be administered [MBq] = 14.0 x10.71 [MBq] ≈ 150 MBq

b) [123]ImIBG, 3 kg: activity to be administered [MBq] = 28.0 x1 [MBq] = 28 MBq < 37 MBq (Minimum Recommended Activity)
→ activity to be administered: 37 MBq

This card is based upon the publication by Jacobs F, Thierens H, Piepsz A, Bacher K, Van de Wiele C, Ham H, Dierckx RA. Optimized tracer-dependent dosage cards to obtain weight-independent effective doses. Eur J Nucl Med Mol Imaging. 2005 May; 32(5):581-8.

This card summarizes the views of the Paediatric and Dosimetry Committees of the EANM and reflects recommendations for which the EANM cannot be held responsible.
The dosage recommendations should be taken in context of „good practice" of nuclear medicine and do not substitute for national and international legal or regulatory provisions.

Android App

iPhone App

EANM Executive Office
Schmalzhofgasse 26 · 1060 Vienna, Austria
Phone: +43 (0) 1 890 44 27, fax: +43 (0) 1 890 44 27-9
office@eanm.org - www.eanm.org - fb.com/officialEANM

Recommended Amounts in MBq

Radiopharmaceutical	Class	Baseline Activity (for calculation purposes only) MBq	Minimum Recommended Activity[1] MBq
[123]I (Thyroid)	C	0.6	3
[123]I Amphetamine (Brain)	B	13.0	18
[123]I HIPPURAN (Abnormal renal function)	B	5.3	10
[123]I HIPPURAN (Normal renal function)	A	12.8	10
[123]I mIBG	B	28.0	37
[131]I mIBG	B	5.6	35
[18]F FDG-PET torso	B	25.9	26
[18]F FDG-PET brain	B	14.0	14
[18]F Sodium fluoride	B	10.5	14
[67]Ga Citrate	B	5.6	10
[68]Ga-labelled peptides	B	12.8	14
[99m]Tc ALBUMIN (Cardiac)	B	56.0	80
[99m]Tc COLLOID (Gastric Reflux)	B	2.8	10
[99m]Tc COLLOID (Liver/Spleen)	B	5.6	15
[99m]Tc COLLOID (Marrow)	B	21.0	20
[99m]Tc DMSA	B	6.8	18.5
[99m]Tc DTPA (Abnormal renal function)	B	14.0	20
[99m]Tc DTPA (Normal renal function)	A	34.0	20
[99m]Tc ECD	B	51.8	100
[99m]Tc HMPAO (Brain)	B	51.8	100
[99m]Tc HMPAO (WBC)	B	35.0	40
[99m]Tc IDA (Biliary)	B	10.5	20
[99m]Tc MAA / Microspheres	B	5.6	10
[99m]Tc MAG3	A	11.9	15
[99m]Tc MDP	B	35.0	40
[99m]Tc Pertechnetate (Cystography)	B	1.4	20
[99m]Tc Pertechnetate (Ectopic Gastric Mucosa)	B	10.5	20
[99m]Tc Pertechnetate (Cardiac First Pass)	B	35.0	80
[99m]Tc Pertechnetate (Thyroid)	B	5.6	10
[99m]Tc RBC (Blood Pool)	B	56.0	80
[99m]Tc SestaMIBI/Tetrofosmin (Cancer seeking agent)	B	63.0	80
[99m]Tc SestaMIBI/Tetrofosmin[2] (Cardiac rest scan 2-day protocol min)	B	42.0	80
[99m]Tc SestaMIBI/Tetrofosmin[2] (Cardiac rest scan 2-day protocol max)	B	63.0	80
[99m]Tc SestaMIBI/Tetrofosmin[2] (Cardiac stress scan 2-day protocol min)	B	42.0	80
[99m]Tc SestaMIBI/Tetrofosmin[2] (Cardiac stress scan 2-day protocol max)	B	63.0	80
[99m]Tc SestaMIBI/Tetrofosmin[2] (Cardiac rest scan 1-day protocol)	B	28.0	80
[99m]Tc SestaMIBI/Tetrofosmin[2] (Cardiac stress scan 1-day protocol)	B	84.0	80
[99m]Tc Spleen (Denatured RBC)	B	2.8	20
[99] Tc TECHNEGAS (Lung ventilation)[3]	B	49.0	100

[1] The minimum recommended activities are calculated for commonly used gamma cameras or positron emission tomographs. Lower activities could be administered when using systems with higher counting efficiency.

[2] The minimum and maximum values correspond to the recommended administered activities in the EANM/ESC procedural guidelines (Hesse B, Tagil K, Cuocolo A, et al). EANM/ESC procedural guidelines for myocardial perfusion imaging in nuclear Cardiology. Eur J Nucl Med Mol Imaging. 2005 Jul;32(7):855-97.

[3] This is the activity load needed to prepare the Technegas device. The amount of inhaled activity will be lower.

图 2-1   EANM 2016 年版儿童剂量卡

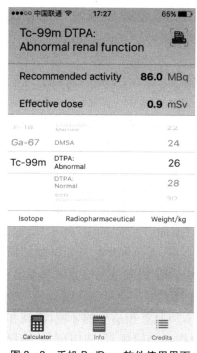

图 2-2　手机 PedDose 软件使用界面

号)文件精神,^{99m}Tc 放射性药品质量控制应遵循以下原则。^{99m}Tc 放射性药品系指含有放射性核素^{99m}Tc,用于临床诊断的药品。它包括从钼-锝发生器淋洗获得的高锝[^{99m}Tc]酸钠注射液及利用高锝[^{99m}Tc]酸钠注射液和注射用配套药盒制备获得的放射性药品。

^{99m}Tc 放射性药品一般由即时标记放射性药品生产企业或具有第三类以上(包括第三类)《放射性药品使用许可证》的医疗机构在无菌操作条件下,以高锝[^{99m}Tc]酸钠注射液和相应注射用配套药盒制备得到。^{99m}Tc 放射性药品的制备涉及环节较多,除高锝[^{99m}Tc]酸钠注射液和注射用配套药盒必须符合相应的质量标准外,对最终的成品必须进行质量检验。

由于^{99m}Tc 的物理半衰期仅为 6.02 h,为此,以其制备的药品必须在制备后数十分钟至数小时内使用,不可能在完成全部质量检验后才发货或使用。根据《放射性药品管理办法》第十六条规定,^{99m}Tc 放射性药品可边检验边发货或使用。同时,一批^{99m}Tc 放射性药品仅为一剂或数剂药品(一般体积仅为数毫升),对每一批^{99m}Tc 放射性药品进行全部质量检验是不现实的。

鉴于^{99m}Tc 放射性药品的特殊性,为了保证其质量及其用药安全有效,根据《药品管理法》和《放射性药品管理办法》,特制定本指导原则。该指导原则适用于即时标记放射性药品生产企业和自行制备^{99m}Tc 放射性药品的医疗机构(具有第三类以上《放射性药品使用许可证》)对^{99m}Tc 放射性药品的质量控制。

1. 发货或使用前必须进行检验的质量控制项目

(1)性状　将^{99m}Tc 放射性药品置于铅玻璃后通过肉眼观察,不得出现与其相应的质量标准有明显区别的性状(如规定为无色澄明液体,若发现颗粒状物质、出现浑浊或颜色变化,应停止发货和使用)。

(2)pH 值　可用经过校正的精密 pH 试纸检查,其 pH 值应在相应法定标准规定的范围内。

(3)放射化学纯度　放射化学纯度应按相应的质量标准规定的方法进行测定。鉴于有些检验方法耗时较长,为适应快速质量控制的要求,企业或医疗机构可以采用经过验证的快速测定方法进行测定。快速测定方法必须经过测定本单位配制的 3 批以上样品,每批样品不少于 3 个时间点(即制备后即刻、有效期中间点和有效期末点)的严格验证,其限值不得低于标准中的限值。在日常使用过程中,应定期对该快速测定方法进行再验证(每年至少验证一次),确保其准确有效。

(4)放射性活度　放射性活度应参照现行版中国药典收载的《放射性药品检定法》的相应规定进行测定。

(5)颗粒大小　凡标准中规定有颗粒大小检查项目的^{99m}Tc 放射性药品,在发货或使用前应按标准或现行版《中华人民共和国药典》收载的《放射性药品检定法》项下的"颗粒细度测定法"进行检查。颗粒大小应符合标准规定。

2. 可以边检验边发货或使用的质量控制项目

(1) 细菌内毒素　按标准方法或参照现行版中国药典收载的《细菌内毒素检查法》进行检验。含细菌内毒素量应符合相关规定。

(2) 无菌　按现行版《中华人民共和国药典》收载的《无菌检查法》进行检验。

(3) 生物分布　凡标准中规定生物分布试验的^{99m}Tc放射性药品,应按规定进行生物分布试验。所使用的试验动物应符合有关规定。

(4) 如果上述检验项目有不符合标准规定的结果时,应立即停止该批^{99m}Tc放射性药品的制备、发货或使用,并检查原因。对已用于临床的,应对患者进行跟踪随访,采取必要的预防措施,并向当地药品食品监督管理部门和卫生行政主管部门报告。

(5) 如果有足够的数据(连续6批以上)说明产品细菌内毒素、无菌和生物分布试验结果均符合规定,则细菌内毒素、无菌和生物分布试验可定期检验。间隔时间应视检验结果规定。

3. 相应的质量保证措施

(1) 制备和检验^{99m}Tc放射性药品的生产企业和医疗机构,应具备相适应的环境、仪器和设备。仪器设备应定期校验,确保状态正常,并有仪器设备操作和校验规程、使用记录、维修记录。

(2) 质量控制人员应经中国药品生物制品检定所,或国家食品药品监督管理局授权机构,进行有关放射性药品检验知识的培训。

(3) 应制定^{99m}Tc放射性药品制备和检验的标准操作规程,并严格按照操作规程实施各项操作。应有制备和检验记录,记录至少保存一年。

(4) 确保制备和检验含^{99m}Tc放射性药品所用有关原料药和物料符合相关规定的品质要求,并制定原料药和物料的订购、贮存和使用管理规定。

(5) 定期对用于含^{99m}Tc放射性药品制备的净化间或超净台的洁净性能进行验证,确保其洁净情况符合要求。

(6) 对即时标记放射性药品生产企业,在购进新的钼-锝(^{99}Mo-^{99m}Tc)发生器,用于制备含^{99m}Tc放射性药品前,应对从其淋洗得到的高锝[^{99m}Tc]酸钠注射液按标准进行全检(核纯度项可只检验含^{99}Mo量)。如果同一厂家生产的连续多批(>6批)钼-锝发生器淋洗得到的高锝[^{99m}Tc]酸钠注射液的细菌内毒素和无菌检验结果均符合规定,则从该厂家生产的^{99}Mo-^{99m}Tc发生器淋洗所得高锝[^{99m}Tc]酸钠注射液的细菌内毒素和无菌检查可定期进行。同时每月至少对高锝[^{99m}Tc]酸钠注射液进行一次全面检查。在注射用配套药盒批号更换时,应对首批制备的含^{99m}Tc放射性药品进行验证性全面检查。

二、^{99}Mo-^{99m}Tc发生器和即时标记放射性药物

(1) 收到^{99}Mo-^{99m}Tc发生器时,应检查发生器是否存在任何损坏,然后放置于指定的防护区域。

(2) 发生器存放安全位置后进行淋洗。在安放、淋洗、洗脱液测量等的所有步骤中,操作

人员必须注意减少辐射暴露,以及必须测量并记录发生器洗脱液的体积和放射性。第一次洗脱液不应用于放射标记敏感的配套药盒,如 HMPAO、MAG_3 等。淋洗应该按照制造商的使用说明书进行。应关注诸如出口针上更换新的消毒盖帽等维护程序。

(3)计算放射性核素产率,然后与制造商所述的进行比较。必须检测发生器洗脱液中的母体核素(^{99}Mo)或其他污染的核素,^{99}Mo 在洗脱液中的含量不得超过总活度的 0.05%。

(4)不论何时制备、调剂、注射或其他处理放射性药物,均应遵循无菌操作规程。

(5)如 ^{99}Mo – ^{99m}Tc 发生器停用较长时间,而其后的第一次洗脱液标记效果往往不佳,这是因为洗脱液中积累了较多的 ^{99}Tc,并与 ^{99m}Tc 竞争及与络合物结合。因此,需将较长时间停用后第一次的洗脱液弃去不用。

(6)冻干品的配套药盒具有一定的保存期,厂家生产的药盒经细菌、热原及其他各项指标检查合格后提供给医疗机构,以便即时标记应用。为了使亚锡不被氧化,一般药品冻干后都应充氮密封,在干燥低温(4℃)的条件下保存。

(7)放射性药物制备应遵照制造商说明书进行。即时标记的放射性药物应进行质量控制,尤其是放射化学纯度。如果放射性药物杂质水平超过包装说明书或《中华人民共和国药典》的技术参数,即不可给受检者使用。

(8)^{99m}Tc 标记的放射性药物,应在制造商说明书推荐的放射性药物的有效期内使用。

三、2015 年版《中华人民共和国药典》中放射性标记药品标准修订项目

《中华人民共和国药典》2015 年版已于 2015 年 12 月 1 日起正式实施。2015 年版收载放射性药品 30 个,比 2010 年版增加了 7 个。增加的 3 个 ^{99m}Tc 标记放射性药品为 ^{99m}Tc – ECD、^{99m}Tc – EC 和 ^{99m}Tc – MIBI,另外为治疗的放射性药品(^{153}Sm – EDTMP、氯化锶$[^{89}Sr]$ 和 ^{125}I 密封籽源)和正电子类放射性药品(^{18}F – FDG)。2015 年版《中华人民共和国药典》除了新增 7 种放射性药品外,对原收载的放射性药品标准也进行了完善,例如药盒粉针均增加了水分和无菌的检查,部分品种增加了放射性核纯度检查等。

对于 2010 年版《中华人民共和国药典》中已收载的 7 种锝标记药物在 2015 年版主要修订的内容为如下。

(1)鉴别项,2015 年版《中华人民共和国药典》要求放射化学纯度测定时绘制色谱图,根据色谱图中 Rf 值鉴别药物组分。

(2)由于在 2015 年版《中华人民共和国药典》放射性药品检定法中已把“约 20 000 计数/分钟”的规定删去,故而在每个品种放射化学纯度项下取样量中加入如下描述:“取本品适量(约 20 000 计数/分钟)”,以……为展开剂……。

(3)其他 除此之外,其他的一些品种的个别变化如下。

1)高锝$[^{99m}Tc]$酸钠注射液放射性核纯度中杂质 ^{99}Mo 含量由 2010 年版《中华人民共和国药典》的 <0.1% 更新为 <0.05%。鉴于规格对于此放射性药品没有实际意义,2015 年版《中华人民共和国药典》中删去了该品种的规格要求。

2)锝$[^{99m}Tc]$依替菲宁注射液(^{99m}Tc – EHIDA)放射化学纯度测定方法改变。

3)锝$[^{99m}Tc]$喷替酸盐注射液(^{99m}Tc – DTPA)放射化学纯度测定方法改变。^{99m}Tc –

DTPA 的放射化学纯度由 2010 年版《中华人民共和国药典》中的＞90％变更为＞95％。

4）锝[^{99m}Tc]焦磷酸盐注射液(^{99m}Tc - PYP)放射化学纯度测定方法改变。^{99m}Tc - PYP 的放射化学纯度由 2010 版《中华人民共和国药典》中的＞95％变更为＞90％。

5）锝[^{99m}Tc]聚合蛋白注射液(^{99m}Tc - MAA)放射化学纯度测定方法改变。增加粒度检测。

四、标记血液制品的特别注意事项

尽管任何放射性药物的错误注射都很严重，但更需要采取特殊的预防措施防止误注射含有血液制品的放射性药物，即^{99m}Tc-红细胞、^{111}In-白细胞和^{99m}Tc-白细胞。涉及清除血液后放射性标记的操作和随后的回注，均有发生差错，潜在注射给错误的患者的可能。血液制品的处理和注射必须具有特殊保护措施和规程，目的是消除任何错误注射患者的可能性，并防止放射性标记过程中环境物质和操作人员污染。

第三节　正电子类放射性药品质量控制原则

正电子类放射性药品一般由医疗机构或者正电子类放射性药品生产企业于临床使用前制备。发射正电子的放射性核素主要有两种来源：通过回旋加速器制备和发生器制备。回旋加速器制备的正电子类放射性药品的质量控制遵照以下《正电子类放射性药品质量控制指导原则》（引用自国食药监安[2006]4 号附件 6）执行。

一、正电子类放射性药品质控总则

为保证正电子类放射性药品用药安全有效，应当依据国家药品质量标准对制备的正电子类放射性药品进行质量控制。如果某种正电子类放射性药品尚无国家标准，制备单位应起草该药品的质量标准，并经过中国药品生物制品检定所复核，在确认后方可用于该药品的质量控制。

正电子类放射性药品的制备和质量控制有以下特点。

（1）发射正电子的放射性核素物理半衰期一般很短，正电子类放射性药品的制备必须迅速。为保证操作人员免受过量的电离辐射，一般采用自动化合成系统。

（2）一般于临用前由医疗机构自行制备和合成。鉴于氟[^{18}F]的半衰期稍长，含^{18}F 的放射性药品可由附近的医疗机构或生产企业制备和供应（编者注：应具有制备、供应或调剂使用等相关资质）。

（3）正电子类放射性药品批量较少，一般每批仅为数剂。

（4）质量控制检验需快速可行。

（5）鉴于正电子类放射性药品制备和质量控制的特点，临床使用前不可能对每一批正电子类放射性药品进行全项检验。为保证正电子类放射性药品的质量,确保用药安全有效,规范正电子类放射性药品的质量控制,根据《药品管理法》和《放射性药品管理办法》,制定本指导原则。

二、放射性核素的半衰期＞20 min 的正电子类放射性药品(如含氟^{18}F 的放射性药品)

每批药品在使用前,应对如下项目进行质量检验: ① 性状检查;② pH 值检查;③ 放射化学纯度测定;④ 放射性活度或浓度测定;⑤其他项目进行追溯性检验。

三、放射性核素的半衰期≤20 min 的正电子类放射性药品(如含碳^{11}C、^{13}N、^{15}O 的放射性药品)

将在同一天相同条件下制备的所有同品种制剂定义为一批,而在一天内每次制备的制剂称为亚批。对在相同条件下制备的第一个亚批进行质量控制,在制备其他亚批前,至少对如下项目进行质量检验: ① 性状检查;② pH 值检查;③ 放射化学纯度测定;④ 放射性活度或浓度测定;⑤其他项目进行追溯性检验。

四、追溯性检验

正电子类放射性药品的追溯性检验,应对在同一操作规范下制备的成品进行至少连续 6 批样品检验。如结果均符合规定则可定期进行抽验,但至少一个月进行一次全检。

五、检验结果

上述检验,如有一项不符合标准规定的,应立即停止制备和使用。待查明原因、合理解决、并经过 3 批成品验证符合规定后,方可继续制备。已用于临床的,应对患者进行跟踪随访,采取必要的措施;如发生严重不良事件的按规定向当地食品药品监督管理部门和卫生行政部门报告。

六、质量保证措施

(1)制备正电子类放射性药品的生产企业和医疗机构,应具备制备和检验正电子类放射性药品相适应的场所、仪器和设备。仪器设备应定期校验,确保状态正常,并有仪器设备操作和校验规程、使用和维修记录。

(2)制备和检验正电子类放射性药品的生产企业和医疗机构应具有相应专业技术人员,并经过培训。质量控制人员应经过中国药品生物制品检定所或国家食品药品监督管理局授权的机构有关放射性药品检验知识的培训,并取得培训合格证书。

（3）正电子类放射性药品制备和检验应制定相应的标准操作规程，并严格执行。应有制备和检验记录，记录至少保存 3 年。

（4）确保正电子类放射性药品制备和检验所用原料、物料和试剂符合相关规定的品质要求；并制订原料、物料和试剂的订购、贮存和使用管理规定。

（5）为保证自动化合成工艺的稳定，对计算机和相关自动化设备应予以控制，不得擅自改变参数。如需改变，必须经授权人员按规定进行，每次修改应予以记录和验证。

（6）应定期对操作规程和控制工艺流程的计算机软件进行产品验证，每年至少验证一次。如变更操作规程或计算机软件，应进行重新验证，并对至少连续制备的 3 批成品进行检验。结果符合质量标准规定时，方可用于正电子类放射性药品的制备。

（7）应定期对正电子类放射性药品制备的净化间，或超净台的净化性能进行验证，确保其符合要求。

（8）医疗机构首次制备的正电子类放射性药品用于临床前，需连续制备 3 批样品经过国家药品生物制品检定所或国家食品药品监督管理局授权的药品检验机构检验，检验结果应符合规定。

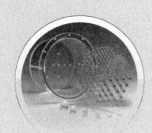

第三章

影像核医学与计算机技术

第一节　核医学计算机系统

现代 γ 照相机、SPECT、PET、CT 和 MR 等均为数字化成像设备,图像数据的采集、处理、显示与分析都由计算机来完成。图像数字化还为核医学图像的存储、传输和与其他成像设备的图像融合提供了基础。

一、计算机系统的组件

1. 显像装置探头

通常情况下,大量和越来越多的处理不发生在核医学计算机系统本身而是在显像探头内。但是,这些功能有时会提供给相关的图像处理系统。这些功能包括:①影像大小、位置和缩放;②能量校正;③空间畸变校正;④其他校正(散射校正、死时间校正、交互深度校正、灵敏度校正);⑤数字位置计算。

2. 接口

(1)接口处理数据的两种基本模式:①帧模式(frame mode),完成图像或矩阵可用于连接的计算机;②列表模式(list mode),数据传递给连接的计算机的数据列表内,包括每个事件的位置坐标、发生时间和能量信息。

(2)对于门控心脏的检查,平均时间间隔是必需的。这样,每一个心动周期内某个特定的时间段采集的图像被添加到与他相似的时间段采集的图像上。这个操作由采集系统和接口处理,如发生异位搏动时还需进行校正处理。

3. 处理系统

计算机处理系统的组成包括:①一个或多个中央处理器(CPU);②计算机随机存储器(random access memory,RAM);③硬盘及备份硬盘等存储设备;④可移动磁盘驱动器等外围设备。

4. 显示

显示是医学成像系统的一个重要组成部分,可为医学成像专门设计。

(1) 显示器　显示器通常显示颜色,并足够大可同时显示多幅图像。重要参数包括显示矩阵的大小、色阶数量、叠置图层数和查找表数目等。

(2) 硬拷贝设备　硬拷贝设备越来越不常见。重要参数包括打印尺寸、打印分辨率(每单位表面的点数,每点的灰度级或颜色数)和打印速度。

(3) 标记　显示器或硬拷贝显示应包括患者姓名、患者标识符,如病历记录编号、日期和检查的类型,显示的数据可以是唯一标识。其他信息,如检查的阶段、视图和医疗机构,可能有助于解读,特别是当在核医学科外或在另一医疗机构观看时。

5. 存档

通常提供用于旧档的存储设备。

6. 计算机网络

常见的是参与处理核医学数据的计算机连接在一起的网络,形成这样的一个网络被称为局域网(local area network, LAN),并可连接到其他网络,例如广域网(wide area networks, WAN),包括互联网。

二、数据采集

现代核医学数据采集设备有相当大的计算能力,从而执行许多任务来提高显像质量。

1. 采集矩阵大小和空间分辨率

平面成像照相机的视野分为离散的元素,对应着数字图像中的像素。最常见的是用一个线性系统和数字图像,类似于一个矩阵。视野的大小和成像设备分辨率对于选择矩阵的大小是重要的。核医学一般采用图像矩阵为 64×64、128×128 和 256×256,全身扫描矩阵多为 128×512 和 $256 \times 1\,024$。足够计数的情况下,矩阵越大,图像越清晰,图像分辨率越好。由于给患者应用的放射性药物剂量不能太大,数据采集的时间不能太长,所以一帧图像包含的 γ 光子总计数有限。如果使用过大的矩阵,每个像素的 γ 光子计数很少,统计涨落将很严重,图像反而显得模糊不清。

2. 静态和动态平面采集

许多核医学感兴趣的过程涉及体内的放射性药物分布改变。在矩阵模式中,一个采集的图像序列允许可视化和进行放射性药物的生物分布的测量。每个图像通常被称为一个数据帧。随着时间推移的图像序列的集合称为动态的采集;在一个单一的时间点的图像集合被称为静态采集。多个静态图像可以组合在一起,作为一个多静态采集,但多个静态和动态的采集之间的差异在很大程度上是概念上的。

静态帧模式主要用于采集静止的放射性药物分布图像,临床上希望它具有高空间分辨率和高计数密度,以便进行观察和定量分析。动态帧模式可以像拍电影一样连续地拍摄一系列数字图像,采集需要在内存中开辟三维数组,一个时间段确定一帧二维投影图像。这时,时间分辨率和生理过程持续的时间是首先要考虑的问题。由于每帧的采集时间较短,计数较少,矩阵一般选择 64×64;当帧采集时间较长,注射剂量较大时,矩阵可选择 128×128。

3. SPECT 采集

SPECT 通常是通过围绕对象的多个不同角度获取序列 2D 投影图像进行,现代 SPECT 几乎均采用旋转 γ 照相机的结构。安装平行孔准直器后,γ 照相机上每个灵敏点只能探测沿一条投影线进来的 γ 光子,其测量代表人体在该投影线上的放射性之和。位于 γ 照相机同一行的灵敏点,则可探测一个断层上放射性药物发射的 γ 光子,它们的输出构成了该断层的投影,定义为 $P(r)$,其中 r 是探测面的横坐标。由于平行孔准直器的限制,各条投影线垂直于探测面并互相平行,故称为平行束投影。这些平行的投影线(即探测面的法线)与 X 轴(或 Y 轴)的交角 θ 称为视角,为标明视角,此投影可写作 $P(r,\theta)$。

在采集投影数据时,γ 照相机一般沿圆形轨迹围绕患者运动。由于离平行孔准直器的表面越近,其空间分辨率越好,很多 SPECT 的探头能够沿椭圆形轨迹运行,使准直器尽量紧贴患者的体表,以达到最佳的采集质量。

从理论上讲,探头围绕人体旋转 360°,才能获得完整的数据。对于平行束投影来说,视角相差 180°的(相反方向的)投影束互相重合,同一条投影线上放射性之和与求和的方向无关,也就是说它们的投影值相等,所以平行束投影只要围绕人体旋转 180°就足够了。实际上,放射性药物辐射的 γ 射线在穿过人体时会被衰减,沿着同一条投影线向相反方向传播的 γ 射线,会通过不同长度的衰减路径,遇到不同的组织,在相反方向上测量到的投影值并不完全相等。所以,SPECT 有时采用 360°平行束扫描,把反方向的投影组合起来,以降低人体衰减不均匀性的影响,同时也减少准直器随着深度增加分辨率变差的效应。

计算机只能作离散的运算,因此 SPECT 的投影 $P(r,\theta)$ 不是连续函数,在 R 方向(即 γ 照相机投影平片的 X 方向)被离散化为一系列数据点(即像素),各个数据点的间距(即像素间距)称为直线采样间隔 τ。同样,视角也不是连续变化的,扫描系统只从数目有限的视角上获取投影,其间距称为视角采样间隔 ε。

根据采样定理,要复原一个含有最高空间频率成分为 ω_m 的信号(ω_m 由探头的空间分辨率决定),必须的直线采样间隔 $\tau \leqslant 1/2\omega_m$;也就是说,最高空间频率分量在一个周期中至少需要采样两个点,否则将产生混迭(aliasing)。如果用半高度 FWHM 表示探头的空间分辨率,作为经验规律,一般要求 $\tau \leqslant$ FWHM/3。

视角采样间隔 ε 决定了断层重建中反投影的方向密度间隔过大会影响重建图像的切线方向的空间分辨率,并导致明显的放射状伪影。为了使重建图像切向和法向分辨率大致相同,角采样应该提供和直线采样类似的环绕人体表面的采样密度。如果视野直径为 D,直线采样间距为 τ,则在 180°内的被采样弧长为 πD/2,因而需要至少 πD/2τ 个视角采样数目以保证足够的采样密度。

直线采样和视角采样必须完整。如果直线采样不能在 r 方向覆盖整个视野,$P(r)$ 将发生截断(truncation),投影数据就不足以正确地重建放射性活度分布,图像会不均匀并发生失真。如果角采样≤180°,重建图像将产生与缺失投影方向的几何扭曲;这种畸变不容易消除,因为畸变的形状和幅度会随它在视野中的位置周围的情况不同而变化;这就是焦平面断层成像术和准直断层成像术的问题所在,它们属于"有限断层成像"。

由于 γ 照相机的有效视野在 450 mm 左右，系统分辨率（FWHM）为 10～20 mm，所有 SPECT 临床应用时大多使用投影采样矩阵 64×64 或 128×128。它的每一行是一个层面的投影，典型的厚度为 12～24 mm。视角采样间隔一般为 6°或 3°，即旋转 360°采集 60 或 120 个视角。

4. PET 采集

PET 的数据采集与组织方式有多种，按照数据存储方式可分为投影模式和表模式（list mode）；按照投影方向的空间分布可分为 2D 和 3D 数据采集；按照临床特点可分为静态采集、动态采集、门控采集和全身扫描。

投影模式数据通常按照正弦图的方式来组织：一条 LOR 就是一条投影线，LOR 的位置由它到探测器环中心的法线的长度 r 及方向 θ 给定。每出现一个有效符合事件，就在相应的 $P(r,\theta)$ 单元上加 1，累积发生在各投影线上的湮灭事件。

（1）2D 和 3D 数据采集　PET 系统一般采用多环探测器，为了减少散射符合事件，在每个探测器环之间都装有 1 mm 厚的钨制环状隔片（septa），使得只有平行于横断面运动的光子才能够到达探测器。此外，隔片也可以降低每个探测单元的事件计数率，从而减少随机符合事件和电子学死时间造成的计数率损失。

2D 数据采集方式就是在每个横断层上分别采集投影数据，然后分别重建各断层图像。为了提高采集效率，2D 采集通常允许相邻的探测器环之间进行交叉符合。不同探测器环间的 LOR 在轴向上进行平行处理后，构成的虚拟的交叉平面，它正好处于两个直接平面间一半的位置上。交叉平面上的数据同样采用 2D 算法进行断层重建。在一个具有 N 个探测器环的 PET 系统中，总共有 N 个直接平面和 N−1 个交叉平面，因而可重建 2N−1 个断层图像。有些 PET 系统为了进一步增加探测效率，适当降低了隔片的高度，使之能在跨度更大的探测器环之间进行符合。

现代 PET 系统大多能工作于 3D 数据采集模式。这时隔片被撤掉，系统可以探测轴向倾斜任意角度的符合事件。同样具有 N 个探测器环，3D PET 最多可以采集 N^2 组数据，探测效率比 2D 采集提高 5～7 倍，有利于减少成像时间和注射剂量，提高图像的信噪比。

但是，3D PET 的散射符合事件通常为 2D PET 的 3～4 倍，随机符合事件也＞2D PET。3D PET 的探测效率在中心断层上最高，在边缘断层上由于参与符合探测器环数目较少，因此探测效率降低。此外，大倾斜角的 LOR 通常穿越多块晶体，γ 光子在晶体中闪烁光深度的不确定性降低了 LOR 的定位精度，影响图像的空间分辨率。总之，3D 数据采集适合低剂量和快速扫描的临床应用，如肿瘤分期、疗效评估；2D 数据采集虽然费时，但散射成分少、图像分辨率高，适合小病灶的探查，如心血管、神经系统疾病。3D 采集的数据需采用体积重建算法来求解三维图像，它通常是迭代算法，运算量非常大，要使用高性能的工作站进行运算。

（2）飞行时间测量　无论滤波反投影的反投影过程，或者迭代算法的修正过程，假设投影线经过的各个像素对投影值都有贡献，或者说，每个像素的重建值都受投影线上所有像素的影响。这导致投影线上的所有像素之间统计误差传播，使图像的信噪比下降。

随着电子学的进步，飞行时间（time of flight, TOF）法开始应用在 PET 上，它测量 2 个 γ 光子到达探测器环的时间差，根据光速估计出湮灭事件在 LOR 上的大致位置。假如探测系统的时间分辨率达到 0.6ns,在 LOR 上的定位范围约为 30 cm/ns×0.6 ns/2=9 cm。重建图像时加入这项约束,反投影长度可以缩短,投影计数更多地分配给源点,统计误差的传播效应减轻。系统的时间分辨率越好,投影计数的分配越集中,图像质量的改进越明显。临床表明,在 ^{18}F-FDG 代谢显像中 TOF PET 可以在一定程度上减少图像重建所需迭代次数,提高肿瘤的检出率。

提高定时精度还能缩小符合电路的时间窗,降低随机符合的概率;知道了湮灭事件的大致位置,就可以判别和剔除来自一部分患者体外的湮灭事件、散射事件和随机事件;这些都有利于提高图像质量。

5. 门控采集

要观察心脏、肺等快速周期性运动的脏器或消除患者运动造成的图像模糊,必须在一个运动周期内采集 8~32 帧图像或只在某一运动时相采集数据。由于每帧图像采集的时间非常短,捕获的 γ 光子很少,所有图像质量很差。门控模式利用心电图机、呼吸传感器等输出的生理信号同步采集过程,把多个运动周期中同一时相的图像叠加在一起,以增加每帧图像的 γ 光子计数,提高图像的质量。

(1)心脏同步　门控心脏检查是核医学的早期研究之一。采用生理信号多门控电路技术,用受检者自身的心电图 R 波和 R-R 间期内间隔相等的时间段为信号触发启动采集。采集图像前先建立三维数组、定时器和时间指针,并将数组和定时器清零。然后测量患者的心率,得到平均心动周期时间。根据预定的图像帧数算出帧间隔时间,将其赋值给定时器,图像采集过程与动态帧模式类似,只是采集从心电图中出现的 R 波开始,然后根据等时间间隔进行,一旦下一个 R 波出现,时间指针立即返回第一帧,从头开始寻址加 1,累积计数。

(2)呼吸同步　呼吸门控已用于核医学检查呼吸过程中以改善呼吸所造成的图像模糊。可以用压力传感器检测患者的呼吸运动。采用门控的方法,在呼吸周期的特定时相(如呼气末)采集数据;也可以将呼吸周期分成若干时相进行数据采集,得到一系列反映呼吸过程的肺部动态图像。有人采用光学装置实时监测人体的位移和转动;有人给患者植入标记物,通过 X 线或核素成像监测脏器的运动;利用高分辨率的透射解剖图像确定脏器的运动状况,对发射图像进行运动校正也是一种可行的办法。

6. 表模式

表模式采集就是将每个 γ 光子及其伴随信息存储在数据表里。首先,在内存中建立一维数组,其数据结构保证每个事件的位置坐标、发生时间、生理或能量信息都有自己的位置。采集开始后,每当有 γ 光子入射,就依次记录在数组中,直到采集结束。

因为记录了全部信息,表模式数据有很好的灵活性,但不能直接显示成图像。要想得到数字图像,必须重组成帧模式。表模式数据的另一缺点是占据存储空间大,一次 10M 事件的采集通常要占用 80M 字节,而帧模式图像即使采用的矩阵存储为 256×256,最多需要 256K 字节,只有表模式数据的 1/320。由于记录是实时的,计算机系统的响应必须足够快(最高可达每秒数百万个),硬盘写入速度应该高于事件的平均计数率和每个事件占用字节数的积。

三、文件格式

1. 文件格式设计

（1）接口　标准促进了计算机的快速发展。标准可以被视为一个更大的主题、接口的一部分。在一般情况下，一个接口是一个实体和系统的其余部分之间的连接。如果系统中的每个实体都有一个接口，接口是系统的其他部分的唯一允许的与一个实体进行交互的方式，那么整体系统就可大大简化。系统的一个部分的开发仅取决于该部分和接口，它不依赖于系统的任何其他部分。每个部分都大大简化，因为它是从系统的其余部分分开来的。一个系统，被划分成具有设计良好的部分之间的接口的部件称为模块。

文件格式是一种接口类型。他们定义了如何将信息从一个系统转移到另一个系统。通过一个精心设计的格式，每个系统都变得独立。以下描述现有的文件格式，并了解它们如何简化核医学信息系统的设计。

（2）光栅图（raster graphics）　有两种通用的图像格式——矢量图和光栅图。

1）矢量图：是指使用直线和曲线来描述图形，这些图形的元素是一些点、线、矩形、多边形、圆和弧线等等，它们都是通过数学公式计算获得的。例如一幅花的矢量图形实际上是由线段形成外框轮廓，由外框的颜色以及外框所封闭的颜色决定花显示出的颜色。矢量图形广泛用于游戏软件，但不用于核医学图像，所以在此只描述光栅图。

2）光栅图：又称位图、点阵图、像素图，是由一个像素的矩阵构成的。每个像素代表图像中的一个小矩形。核医学的主要数据是计数。计数被转换成不同色度的灰色或颜色显示。有许多方法可以对像素灰色的色度或颜色进行编码。一个因素是用于每个像素的位（bit）数。灰度图像通常每像素有 8 位或 1 字节（byte），这允许有 256 个灰度的灰色，从 0～255 的值。

彩色图像编码的一种常用方法是依据它们的红、绿、蓝（RGB）组件。如果每一颜色用 8 位编码，每一像素所需 24 位或 3 个字节。如果每个颜色是用 10 位编码，每像素所需 30 位。核医学领域 RGB 编码是典型的，但也有其他常见的编码，如强度、色调和饱和度。印刷图像需要依据青色、品红和黄色的编码。用其他的颜色，如黑色、橙色、绿色、金色或银色进行更复杂的编码，使得产生更多的充满活力的图像。

1）透明度：很多图片处理软件都有透明度的设置。图形用户界面通常允许通过一个前景图像可以看到组成图像的背景图片。一张图片的透明和半透明程度，影响其与另一张图片（或背景）复叠的效果。在这种情况下，图像中的每个像素都可以给定一个透明值，来确定背景多少将通过前景。一个通用的格式是每个 RGB 为 8 位颜色和一个透明度值为 8 位，共有 32 位/像素。

2）索引颜色：通常情况下，图像将只包括在一个 24 位的 RGB 调色板的 1 600 万（2^{24}）颜色的一小部分。一种常用的方法是使用索引颜色，存储索引值而不是存储每一个像素的颜色。通常，索引是 8 位，允许指定 256 种颜色。在使用超过 256 种颜色的情况下，将在可使用的颜色中选出最相近颜色来模拟这些颜色。有时，在相邻像素的颜色组合将有助于近似一个更拓宽的光谱。该算法将全谱的 RGB 图像转化为一个有限的调色板是非常好的。它往往需要一个放大部分的图像,非常仔细检查才能确定任何差异。

对于索引颜色,一个调色板伴随图像存储,调色板具有对应于图像中的颜色的 256 个色值。存储在一个像素中的 8 位索引值是用来定位在调色板中的实际的 24 位颜色,并且该颜色显示在像素中。每个像素只需要 8 位来存储索引,而不是 24 位来存储实际的颜色。调色板引入了一个 8 位 256 个颜色的开销,但由于大多数图像数万或数十万的像素,这个开销是小的。

3) 压缩:图像的信息量往往比图像格式的信息容量小得多。例如,图像往往有大的空白区域或都具有相同颜色值的区域。因此,可通过图像编码使用较少的空间。关键是选择一个与图像范围很好匹配的编码,这是一个典型的特定的应用程序。

最简单和最易于理解的编码之一是行程长度编码。这种方法对大面积都有相同值的图像有效,例如商标。一个值和重复的次数被列出,而不是列出每个像素值。如一行有 50 个黄色像素,不是列出黄色值 50 次,而是在黄色值后列出"50"。需要列出的是两个值而不是 50 个值。

另一个常用的编码称为 Lempel-Ziv-Welch(LZW)编码。LZW 算法相对简单,但能有效利用字符出现频率冗余度进行压缩。该编码对大多数图像有效,并在低信息内容、标志和线条图的图像上特别好。它用于以下描述的几个文件格式。

行程长度编码和 LZW 编码都是非破坏性或可逆或无损编码;原始图像可以从编码图像准确地重建。在破坏或不可逆或有损编码后,原始图像不能准确地从编码图像中恢复。然而,更有效的编码可能是用具有破坏性的编码进行的。当无损编码结果使图像大小减少到 1/2～1/3,破坏性的编码往往会导致图像大小减少到 1/15～1/25。关键是选择一个编码系统,使其引起的伪影相对较小。

人类视觉系统降低了对低对比度、非常高分辨率变化的灵敏度。细节、高分辨率的变化,只在高对比是明显的。离散余弦变换(discrete cosine transform, DCT)编码利用了视觉系统的这种特性。DCT 编码是联合图像专家组(Joint Photographic Experts Group, JPEG)标准。图像的空间分辨率低的内容用高保真的编码,而空间分辨率高的内容用低保真编码。引入的伪影趋向于是低对比度细节。高对比度细节和在低分辨率的低及高对比度特性都准确地再现。虽然有编码引起的伪影,但它们相对自然场景是不起眼的。对于核医学图像,伪影在文本的放大图像更明显。

小波是一个广义的正弦形态。用小波变换编码,可以得到在同一水平明显噪声压缩比的一些改进。DCT 的图像质量降低的"块状"伪影,在小波变换的图像中未见。JPEG 2000 标准采用小波变换编码。

无损编码系统通常利用相邻像素事实上是相等的。核医学图像中的统计噪声降低了相邻像素的相似性,从而降低了无损编码的效用。有损编码可以克服这个限制,由于统计涨落一般不携带任何有意义的信息,图像质量可能不会大大降低。

2. 常见图像文件格式

常见的图像文件格式可以用于一些或全部的原始核医学图像数据。实际上,它们很少用于这个目的。然而,二次图像,尤其是当用于图像信息的配送时,一般使用这些标准的文件格式。本部分将简要介绍这些文件的格式、优点和缺点以及它们的典型用途。

(1) 位图(bitmap, BMP)　是一个通用的术语,可以指许多不同类型的数据。当涉及图像格式时,它可能被用来表示一个栅格图形而不是一个矢量图形格式,但它通常是指一个Windows 图像格式。Windows 文件格式实际上是被称为设备无关位图(device independent bitmap, DIB)。外部 DIB 文件格式不同于各种设备相关内部 Windows 的 BMP。文件扩展名".bmp"和".dib"用于 BMP 图像文件格式。BMP 可用于显示一个未压缩的格式,但 DIB 格式定义了几种压缩的类型。

(2) 标记图像文件格式　(tagged image file format, TIFF)　是由 Aldus 公司(现为 Adobe Software 的子公司)掌管的一个工业组织于 1986 年提出的,现成为最普遍应用的图形图像格式之一。TIFF 格式包括多种类型的图像,最常见的是用于 8 位灰度、8 位索引颜色或 24 位 RGB 彩色图像。图像通常用无损 LZW 算法压缩。

TIFF 格式通常用于高质量的单一图像,可行无损压缩。尽管可能有多个其他用途,这个应用通常被视为是 TIFF 格式的优势。用 TIFF 格式提供的种种选择是有利有弊的。很少程序支持所有这些选项,因此一个程序生成的 TIFF 图像可能不被另一个程序可读。核医学数据的一个特定的弱点是多帧选项很少被支持。

(3) 图形交换格式　(graphics interchange format, GIF)　是由 CompuServe 公司在 1987 年开发的一种图形文件格式。GIF 是一个相对简单的索引格式,每单元高达 8 位,多达 256 个颜色可从 24 位 RGB 调色板选择。像素可以是透明的,在这种情况下显示背景颜色。GIF 格式的另一个特点是其在一个 GIF 文件中可以存多幅彩色图像,如果把存于一个文件中的多幅图像数据逐幅读出并显示到屏幕上,就可构成一种最简单的动画。该格式采用 LZW 算法进行压缩。

因为 GIF 格式相对简单但非常有用,它得到非常普遍的支持,所有的网页浏览器都支持这种格式。它是用于存储低信息内容特别有效的图片,如标志和剪辑艺术;也有利于核医学等图像。其电影性能被广泛支持,因此非常方便显示动态、门控和 3D 数据。

(4) 联合图像专家组格式　联合图像专家组(Joint Photographic Experts Group, JPEG)于 1992 年开发了 JPEG 格式。JPEG 于 1994 年由国际标准化组织批准为 ISO 10918-1。JPEG 标准留下一些不明的问题,JPEG 文件交换格式(JFIF)阐明了这些问题。需指出,JPEG 图像也遵循这一标准,它有时称为 JPEG/JFIF 图像,但一般均省略 JFIF。JPEG 标准是相当简单的、非索引灰阶和彩色图像的格式,允许调整有损压缩。

JPEG 编码试图匹配人类视觉编码,使用比色调更精确的亮度。它使用更精密的低频数据而不是高频细节。JPEG 格式是特别擅长压缩的自然场景的图像,这种常规摄影图像的类型。所有的网络浏览器都支持这种格式,它在一般的摄影产品中有很广泛的应用。它不是一个线图和标识特别好的格式;GIF 格式对这些类型的图像处理更好。

3. 电影格式

多声道电影格式,允许音频和视频混合在一起。通常情况下,有许多音频轨道和视频轨道,电影实际是一个这些信息来源的混合。多声道格式的一个关键部分是定时跟踪,其中有关于如何跟踪的测序和混合在最后陈述。然而,在核医学中,很少有必要具备所有的这种能力。通常,所需要的是一个简单的图像序列。一个更复杂的电影格式可以用于这种类型的数据处理,但往往一个简单的格式更容易实现。

(1) 影像序列格式　到目前为止所描述的图像格式，BMP、TIFF 和 GIF 可以用来定义一个图像序列。JPEG 格式扩展版的 JPEG 2000 也可使图像序列化。与多帧版 BMP 和 TIFF 格式一样，JPEG 2000 多帧支持相对较差。然而，多帧的版本的 GIF 89a 格式广泛被支持。它被所有的网页浏览器支持，并被几乎所有的图像处理和显示程序支持。GIF 格式是分布电影图像的一个合乎逻辑的选择。

(2) 多轨格式(multitrack formats)　有几个可用的多轨电影格式。新格式仍处于开发阶段，他们往往是由特定的供应商管理。AVI 格式由微软管理，另外还有苹果公司的 QuickTime 格式、RealNetworks 的 RealVideo 格式和 Adobe 的 Flash 格式等。

4. 核医学数据需求

核医学研究中有两种类型的信息：影像信息和非影像信息。如前一节所述，有几个通用的图像和电影格式。通常，这些格式缺乏最佳医学成像的能力。然而，一些格式，例如 TIFF，一般足够用于研究数据的图像部分。使用一个被广泛接受的格式的优点是，它允许通用的多样性图像软件，适于医学影像的成像。

(1) 非影像信息　唯一的核医学信息必须与相关图像可靠地放在一起。这些信息包括：①识别数据，如姓名、病历号(MRN)；②检查数据，如检查的类型、药物；③图像数据，如检查的日期、视野等。这些信息有时被称为元信息。大多数通用的图像格式不够灵活，无法将这些信息与图像一起存储。

1) 美国信息交换标准代码(American Standard Code for Information Interchange，ASCII)：文本信息通常是依据字符码的最有效编码。每个字符，包括标点符号和间距，都用一个比特数编码。ASCII 码使用指定的 7 位或 8 位二进制数组合来表示 128 或 256 种可能的字符。标准 ASCII 码又称为基础 ASCII 码，使用 7 位二进制数(剩下的 1 位二进制为 0)来表示所有的大写和小写字母、数字 0~9、标点符号，以及在美式英语中使用的特殊控制字符。最初，标准 ASCII 码使用指定 7 位，又称为基础 ASCII 码；7 位允许 $2^7 = 128$ 个代码，这足够为 26 个小写和 26 个大写字母并加上大量的符号和控制字符编码。为每个字符使用 1 字节 (8 位)的意味这额外的 1 位可以用于奇偶校验进行错误检查。检查每个字符错误变得更加重要，所以 ASCII 扩展到 8 位，增加了 128 个新的代码。在许多拉丁语言的字符可以使用 8 位的 ASCII 编码。

2) 统一码(unicode)：计算机的使用已经超越了国界，现在与地球另一边的交流沟通就像在同一个建筑物内那样容易。国际化意味着单一的服务器或客户端需要多种语言。现在多语言编程很常见，ASCII 码不适合这项任务，所以多语言码 Unicode 已经取代了 ASCII。例如，Java 编程语言指定程序写入 Unicode。Unicode 使用 32 位，并有超过 100 000 个字符的代码，包括所有常用的和许多罕见的语言。

有不同的方法来实现 Unicode，即 Unicode 转换格式(unicode transformation format，UTF)编码方式。最常见的一个系统称为 UTF-8，它使用一个变长编码系统，用 1~4 个字节编码 Unicode 字符。如果第一个字节代码在最高位为零，然后使用 1 个字节。如果第一个字节代码有一个最高位为 1，则使用了随后的字节数。对于单字节的符号，字节的第一位设为 0，后面 7 位为这个符号的 Unicode 码。因此对于英语字母，UTF-8 编码和 ASCII 码是相同的，这导致拉丁语系的有效编码。此外，任何其他 Unicode 字符(希腊语、日语或符号)偶尔可以包含在一个主要拉丁语文本里,同时保持平均编码效率。

3) 标记语言(markup language):文本编辑器和文字处理器之间的区别是,前者主要是编辑字符,后者定义了文件出现的文字大小、间距、缩进等。文字处理软件中,输入文档的布局与打印出来的相同。在计算机术语中称为"你看到的就是你得到的"(what you see is what you get,WYSIWYG,所见即所得)。

标记的优点是它可以被人们阅读,并且可以用任何文本编辑器来编辑。被万维网使用超级文本标记语言(hypertext markup language,HTML)最初是一种标记语言。HTML 首次开发时就是用文本编辑器进行编写的。现在一般都是使用所见即所得编辑器写作,从而增加了页面布局的能力。标记语言允许包含其他类型的信息。例如,一个 HTML 的关键特征是包含了互联网上与其他网页的超链接。

4) 可扩展标记语言:目前,一个非常流行并被越来越多地使用于编码文本信息的方法是一个称为可扩展标记语言(extensible markup language,XML)。它提供了一个产生机器可读的文本数据的标准方法。例如,简易信息聚合(really simple syndication,RSS)的标准是用 XML 编码的。RSS 是一种在互联网上被广泛采用的内容包装和投递协议。常用 RSS 标准进行网络发布,几乎所有的报纸网站都使用 RSS 与用户交流。

XML 本身不是一种标记语言,而是定义标记语言的通用格式。它定义了标记是如何写的。假如遵循 XML 标准,文档格式被称为是"完整的"。如果是完整的,那么标记可以与其余的文本分开。XML 模式提供更多的信息定义了一个特定的标记语言。最新版本 HTML、XHTML 完全兼容 XML 标准。

对于核医学文件格式,XML 的一个关键属性是它可以使机器可读文本信息。例如,它可以直接用于计算机从这个文件确定患者姓名和病历号。人的可读性和 XML 的文本编辑器处理使数据高度自我记录。由于它被计算机界的广泛接受,XML 是当前最合适存储核医学非影像信息的格式。

XML 可以用来将数字数据存储为字符。矢量图形的可缩放矢量图形格式也是一种基于 XML 的格式。然而,XML 编码光栅图形图像信息是太低效的。

(2) 非图像信息的通用格式

1) JPEG 2000:JPEG 2000 是 JPEG 格式的扩展,具有几个令人关注的功能。JPEG 2000 标准是一个通用的图像格式;然而,它可开发成一种医学影像潜在的应用。由于它采用小波变换压缩,高压缩比的图像质量明显优于 DCT 压缩。JPEG 2000 允许多帧图像,可用于电影显示;它具有压缩优势,能超过 GIF 提供信息丰富的图像,如自然风光图像。然而,它包含在这一部分的原因是能够携带大量的元信息并与图像数据紧密关联。虽然这种格式在 10 年前已被定义,但它还没有被广泛接受。JPEG 2000 小波变换编码允许用在医学数字成像和通信(digital imaging and communications in medicine,DICOM)标准,但大量市场软件,如浏览器,一般不支持此标准。它已不是一个目前可行的解决方案,而是作为一个非医学标准有可能被应用于核医学特殊要求的例子。

2) 便携式文档格式:便携式文档格式(portable document Format,PDF)尚未广泛使用于医学,其有很多功能,可用于页面布局,包含文本、音频、图像和电影。PDF 得到非常广泛的支持,包括所有的网络浏览器的支持。它具有许多特性,虽然不常用于医学,但对图像或电影信息的分送将是一个很好的格式。

（3）影像信息　核医学检查的图像部分可以是一个序列的静态图像、一个动态系列、门控系列、多个动态系列，来自断层采集原始数据、重建图像、断层采集的动态系列、一个门控断层采集的动态系列、相关的断层数据集、来自感兴趣的区域的曲线图和从其他数据集计算衍生出的功能数据集等。因此应该明确，需要一个通用的数据格式。本节将对一般图像格式的原则提出建议。

1）数据类型：在最后一段中的数据类型不仅长，而且还不完整，很容易出现其他变化。每种数据的不同数据格式将增加无功能的复杂性。因此，从数据中分离解释性数据是合乎逻辑的。无论此数据代表一个动态的系列或一组静态的平面图像，都无需表示在数据集内。

数据的解读应该是非图像信息的一部分，而不是图像数据的一部分。数据类型应由数据元素的格式决定，从数据格式中分离解读将简化数据的操作和处理。

2）数据元素：几种不同的数据元素是必要的。原始数据采集通常可以是 8 或 16 位无符号整数，这取决于最多需要 255 或 65 535 每像素计数。由于处理的数据可能需要一个更大的动态范围，浮点或复杂的数据在许多情况下可能是适当的。对一些分析，带符号整数可能是最合适的。感兴趣的区域可以表示为一个 1 位栅格图形或矢量图形。

少量的数据元素格式的选择将简化编程任务。关键是要限制格式的数量，同时保持所有的功能。选择一些标准数据元素格式是合乎逻辑的，尤其是一组与一个被广泛接受的数据标准关联的格式。然而，目前尚不清楚是否存在这样的一个标准。至少 16 位整数和浮点格式是必需的。矢量图形格式功能值得添加，但不清楚是否增加其复杂性。

3）组织：图像数据组织的第一逻辑层次称为"数据集"。数据集是一组 n 维的数据，每个数据元素是相同的格式，例如 8 位无符号整数、16 位带符号整数和 IEEE 32 位浮点数据。数据集关键特点是一个相同的元素的序列。维度不需要相同，7 组的 100 个曲线与 256 个点是一个 $7 \times 100 \times 256$ 的数据集。

数据集应该是数据的"原子"，不应该是一个较低的组织水平。较低水平的组织将取决于数据类型和维度。例如，一个 $256 \times 256 \times 256$ 断层体积可以被视为 256 个 256×256 轴向切片，但同样可有效地认为数据集是 256 个 256×256 冠状切片。含有 4D PET 线响应数据集的组织完全取决于重建算法。较低水平的组织依赖于非图像的信息，并不应该是图像数据格式一部分。

5. 常见核医学数据存储格式

（1）Interfile　Interfile 格式已被用于核医学　虽然 Interfile 在很大程度被 DICOM 标准取代，但具有一些有趣的性能。用 ASCII 编码的元数据可被任何文本编辑器读和编辑。元数据的词汇结构定义良好，所以它是计算机可读文件。

（2）DICOM　DICOM 是最被广泛接受的放射影像格式　从 ACR－NEMA 联合委员会于 1985 年发布了最初的 1.0 版本，至 1993 年发布的 DICOM 标准 3.0 版本，已发展成为医学影像信息学领域的国际通用标准。DICOM 通常被认为是一种文件格式，然而，该标准更广泛地涵盖了通讯，其定义了一个传输协议、一个查询检索标准和工作流管理。

四、计算机系统质量控制

1. 计算机质量控制

(1) 趋势分析 核医学计算机系统应该存储和分析 γ 照相机质量控制测试的结果,以便进行趋势分析(性能变化作为时间的函数)并在发生前预测故障状况。当故障发生时,这些分析也有助于故障原因的确定。

一些系统可与制造商实行远程连接获取帮助。许多质量保证功能可以在远程进行,然后对结果数据进行分析。

(2) 软件质量控制

1) 软件代码的逐行分析:软件编码,更常见的产生代码是由一些过程控制的。对于复杂的软件,代码本身不能保证正确的分析性能。

2) 模型研究:分析给定物理参数的模型,然后将计算结果与已知的精确的放射性分布进行比较。这样的研究在某些情况下(如大小的估计)是有帮助的,但在大多数情况下缺乏临床现实意义。

3) 模拟研究:可应用某些属性和软件对于一些标准的评估来创建模拟数据。这种类型的模拟分析在某些情况下是非常有用的,例如测试均匀性和计算射血分数,但仍可能没有反映临床实际情况。

4) 使用患者的参考数据:临床研究资料在仔细控制下从各种各样的中心获取,并对不同的软件包计算的临床参数和临床参数结果进行比较。不存在独立的参考标准,通常只是有限的临床组(正常/异常)的数据。尽管如此,标准数据集的分析对评估分析软件的精度是很重要的。

5) 临床审核:任何分析方法的最终判断是临床审核:正确性和影响关于任何方法及过程的决策效果。这些方法非常缓慢,需要多年确认结论,并不是很适合软件质量保证,质量保证通常需要更快的反馈。任何有用的质量保证体系必须研究单个组件和总体性能。探测器质量保证是常见的,但软件则不然。这样,一连串的测试适合于序列检查:①门控采集的正确时间;②不良心跳的正确处理;③准确定义感兴趣区;④确定时间放射性曲线的校正值;⑤从时间放射性曲线正确计算射血分数;⑥完整临床方案的正确功能。除了最后一个,各自是使用良好定义的输入和输出的单项测试,它的正确性可用已知数据与已知值来测试。最终测试需要进行许多正常、异常和中间(如果可能的话)的检查——建立完整的系统的性能的界限。

2. 显示器的质量控制

目前,对于医用显示器的质量控制有两种国际标准:①由美国医学物理学家协会第 18 工作组(American Association of Physicists in Medicine Task Group 18,AAPM TG18)提出的关于医学图像显示质量评测的标准,图 3-1 为 AAPM TG18 的质量控制测试图;②DICOM标准,用于规范系统之间和设备之间的医学图像通信。

医用显示器质量控制可使用光度计和显示器校准软件定期进行 DICOM 标准的灰度标准显示函数(grayscale standard display function, GSDF)校正,并采用 TG18 推荐的各种测

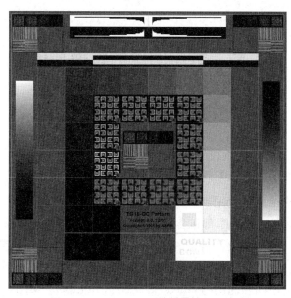

图 3-1　AAPM TG18 的质量控制测试图

试图和评估标准来检测显示器的亮度响应误差和亮度均一性等项目。

（1）DICOM GSDF 校正　将亮度计置于显示屏的中心位置，运行 MediaCal Pro 软件，选择校准的标准函数为 DICOM 标准，根据临床所需设定最高亮度值和最低亮度值，选择"Calibration"菜单运行校准过程，校准结束后将亮度计取下，屏幕将显示 TG18-QC 测试图，观察屏幕是否能清晰分辨出全黑与 5% 的灰、白与 95% 的灰。之后再次将亮度计置于中心位置，校准软件将自动计算显示器的亮度响应函数，得出亮度响应曲线，并与 DICOM GSDF 标准曲线相比较，计算出亮度响应误差水平。

（2）几何失真目测　全屏显示 TG18-QC 测试图，目测检验测试图是否在显示器中央，以及测试图的边界线是否是直线，测试图中的方格是否规则等。

（3）全屏亮度均一性　在校准软件中选择"全屏幕校准（full screen calibration）"功能。参考 AAPM TG18-UN80 测试图，在显示屏中心和周围四角选择 5 个白色小色块，将亮度计依次置于小方块上，并测得亮度值。采用公式：$200 \times (L_{max} - L_{min})/(L_{max} + L_{min})\%$ 计算出最大亮度差异值。

（4）显示分辨率检测　采用亮度差异法检测显示分辨率。全屏显示 G18-QC 测试图，在中心和四角可见 5 组水平和垂直线对区。用光度计分别测量每个线对区的亮度，并求出每组水平和垂直亮度差异百分比。

3．X 线胶片处理机的质量控制

（1）每日进行温度和感光检查。

（2）执行定期清理和维护。

（3）按照制造商的推荐对化学品应定期测试。保存测量和维护记录。

4．打印机质量控制

便宜的打印机硬拷贝可以用于显示质量分布图像。打印机应支持 600 或更多的每英寸点数（dpi）打印，以便提供合理的图像质量。

第二节　数字图像的管理与传输

一、信息系统

1. 数据库

数据库是最常见的计算机应用之一。网站经常依赖于一个数据库。

（1）表格　几乎所有的数据库都包含表的信息。表是一个简单的 2D 矩阵的信息。一个表的行和列分别称为记录和字段。行指的是单独的实体：客户表中行是客户；在订单表行是订货；在患者表中行是患者；在一项研究表中行是研究。列是一个实体的属性：患者数据库中，列可能是姓名、出生日期和病历号（medical record number，MRN）、检查日期等等；在一个管理表中，例如可能是放射性核素、放射性药物、给药剂量和注射时间等。一个关键概念，表是非常简单的数据 2D 矩阵，简单使其可靠。几乎所有的数据库中的信息都是一个简单的格式，便于备份和数据库之间的传输。

（2）索引　建立索引的目的是加快对表中记录的查找或排序。为表设置索引要付出代价：①增加了数据库的存储空间；②在插入和修改数据时要花费较多的时间（因为索引也要随之变动）。数据库索引就是为了提高表的搜索效率而对某些字段中的值建立目录。

创建索引可以显著提高系统的性能。①通过创建唯一性索引，可以保证数据库表中每一行数据的唯一性；②可以显著加快数据的检索速度，这也是创建索引的主要原因。③可以加速表和表之间的连接，特别是在实现数据的参考完整性方面具有意义。④在使用分组和排序子句进行数据检索时，同样可以显著减少查询中分组和排序的时间。

（3）关联　关系数据库的关键要素是关联，一个表连接到另一个表。从概念上讲，形成一个非常重要部分的关系数据库，并提供许多的复杂性。然而，关系本身实际上是非常简单的。患者表和检查表之间的关系为：患者. MRN＝检查. MRN。也就是说，患者表中的记录与检查表中的记录是用"MRN"字段连接的。

2. 医院信息系统

医院信息系统（hospital information system，HIS）是指利用计算机软硬件技术、网络通讯技术等现代化手段，对医院及其数据所属各部门对人流、物流、财流进行综合管理，对在医疗活动各阶段中产生的各种信息进行采集、存贮、处理、提取、传输、汇总、加工，从而为医院的整体运行提供全面的、自动化的管理及各种服务的信息系统。HIS 是现代化医院建设中不可缺少的基础设施与支撑环境。

HIS 是一个大型分布式数据库。医院数据库是以患者医疗数据为主，包括相关的各种经济数据，以及各类行政管理、物资管理等数据的完整集合。数据库应包含医院全部资源的信息，便于快速查询、数据共享。信息系统是在网络环境下运行的系统，因此各模块之间要实现数据共享，互联互通，清晰体现内在逻辑联系，并且数据之间必须相互关联、相互制约。

（1）入院、出院、转移　大多数医院信息系统有一个入院、出院和转移（admission，discharge，transfer，ADT）数据库。ADT 系统管理患者的识别系统。其他系统使用整个医疗机构 ADT 系统，协调和确认每个患者的识别。

（2）信息网关　通常，一个企业或更大机构的一个部门的目标，是保持一个简单的商业模式——一个小的生产线等。这个简单的商业模式通常反映在一个简单数据库的设计上。一般来言，医院不同的科室和部门有不兼容的数据库；即使在一个部门，也可能会有不兼容的系统。改善这个问题的方法是由 Health Level 7（HL7）开发的，HL7 是医院系统间通信的一个信息格式标准。然而，一个信息网关可改善这个问题。信息网关的唯一任务是连接系统和翻译信息，以便被其他系统理解。每个系统只需要连接至网关，就可以与医院内所有的系统通信联系。

3. 放射信息系统

放射信息系统（radiology information system，RIS）一般具有患者登记、检查预约、患者跟踪、数据分析、文字处理、报告生成、账单计费、胶片管理和档案管理等功能。随着应用的不断深入，RIS 的内涵越来越丰富，甚至包括医学统计、图像分析、与其他系统接口等功能。当核医学是放射科的一个部门时，RIS 通常也作为核医学信息系统。然而，核医学规程有一些独特的特点，如检查可延长好几天，这些通用的 RIS 不能很好地进行处理。

4. 图像存档和通信系统

成像设备的图像信息通常可存储在图像存档和通信系统（picture archiving and communication system，PACS）内。PACS 起初只在单个科室实现联网，以后逐渐扩大到其他影像科室，其发展目标是综合所有影像设备的、覆盖全医院范围的 PACS。PACS 可以独立运行，医师在使用 PACS 管理图像时，通常也需要 HIS 管理的其他信息，所以 PACS 应当具有与 HIS 的互操作性或整体集成性。

PACS 的基本结构主要由图像采集部分、图像的存储和管理、图像的传输部分、图像的显示和处理部分，以及图像的远程服务系统组成。其主要功能和应用包括：①用计算机服务器来管理和保存图像，以取代传统胶片库；②医生使用影像工作站来看片，以取代传统的胶片与胶片灯；③通过影像通信标准和诊断工作站将全院各科室临床医师、影像科医师和专科医师以及各种影像、医嘱和诊断报告联成一网；④用 Web、E-mail 等现代电子通信方式做远程诊断和专家会诊，取代传统的胶片邮寄和电话、书信等；⑤用专业二维、三维分析软件辅助诊断；⑥用专业医疗影像诊断报告软件取代传统录音和纸笔。

5. 医学数字成像和通信标准

医学数字成像和通信（digital imaging and communications in medicine，DICOM）标准，是医学图像和相关信息的国际标准（ISO 12052）。DICOM 标准中涵盖了医学数字图像的采集、归档、通信、显示及查询等几乎所有信息交换的协议；以开放互联的架构和面向对象的方法定义了一套包含各种类型的医学诊断图像及其相关的分析、报告等信息的对象集；规定了 patient、study、series、image 4 个层次的医学图像信息结构，以及由它们组成的信息对象；定义了用于信息传递、交换的服务类与命令集、消息的标准响应；详述了唯一标识各类信息对象的技术；提供了应用于网络环境（OSI 或 TCP/IP）的服务支持；结构化地定义了制造厂商的兼容性声明(conformance statement)。

DICOM 标准的推出与实现,大大简化了医学影像信息交换的实现,推动了远程放射学系统、PACS 的研究与发展,并且由于 DICOM 的开放性与互联性,使得与其他医学应用系统(HIS、RIS 等)的集成成为可能。DICOM 3.0 版已经得到了世界上主要厂商的支持,包括 SPECT、PET、CT、MR、DR、CR、DSA 在内的新一代医学影像设备都具有 DICOM 接口。广大用户也极为重视医学影像信息的交换,不支持 DICOM 的产品将被淘汰出局。

二、远程核医学

1. 概述

随着互联网的进步,远程医学也迅速发展起来。远程医学是通过网络通信技术,在异地之间交流医学信息,为患者健康和教育服务,为医疗保健的服务者服务,为改善患者的保健服务。按照功能分类,远程医学大致可分为远程医学教育、远程会诊和远程诊断 3 种类型。

远程核医学通过更及时的解读和更便利的会诊,改善医疗卫生服务质量。例如,远程核医学可增强服务水平低的地区核医学的有效性,并可作为医学继续教育的工具。PACS 越来越能够提供类似于现场环境的远程工作站(客户机-服务器概念)。

远程核医学,是指在离数据采集地点遥远的地方进行核医学解读或会诊。采集和解读的物理位置间是一分离的统一体,但远程核医学是指解读的地点与典型的解读地点相比相对遥远。远程核医学设备用于实现远程核医学,远程地点和现场可以使用相同的设备。

2. 检查的过程与规范

(1) 远程核医学系统类型　远程核医学可以作为核医学的独立系统来实行,亦可作为远程放射学系统或远程影像系统的一部分。后两者,应包含查看特殊核医学检查的功能。远程站可以使用一个标准的核医学医师工作站,也可使用医师工作站的远程显示或使用远程视图站(如使用浏览器或安装远程视图软件)。

(2) 数据完整性　所有需要判读或会诊的信息应该提供给远程的医生。这些信息包括人口资料、病史、其他相关检查的结果、过程细节、核医学显像数据、相关的结构性显像(如 CT 和 MR 显像资料)、技术问题、患者临床状况的变化和检查的指征。所有图像数据必须有与患者标识符相关联的明确和适当的标签信息。

(3) 数据可视化　远程站应该考虑与用于解读或会诊现场的医生工作站有相同的(或同等的)显示和处理功能。如果远程核医学应用程序有限,应提供解读或会诊程序所需的所有功能。

小显示器(智能手机或平板计算机)可能有助于同事间讨论,但将限制用于解读或报告。

下面的综合能力能促进远程观察:能够同时显示与当前的比较检查和比较数据;调整显示窗口的大小;平移和缩放;同时显示不同大小的图像;用电影或剪辑格式显示图像序列。

以下提供调控显示密度功能:能够用灰阶或色阶显示图像数据并能调节密度阈值至较低水平进行屏幕直接显示(如 256 水平);交互调整每个数据集上下阈;确定用于缩放显示上、下像素值;选择一组色彩表;应用查找表调整对比或其他方法结合查找表调整对比。

以下功能有助于平面图像显示:有显示大小范围从 $64 \times 64 \sim 1\,024 \times 1\,024$ 的完整图像

（包括非正方形和非 2 的乘幂的图像）的能力；显示一个 1 024×1 024 或 512×1 024 全身显像居中于较小宽度的框架内（如 256 像素宽度）；从图像边缘智能地削减零或接近于零的计数以便更好地利用屏幕区域；同时显示全身图像（如 1 024×256）和局部图像（如 256×256）；按共同的最大像素值或每一图像单独的最大像素值显示序列图像。

以下功能促进动态图像显示：有电影显示高达 256×256 矩阵和 256 帧动态序列影像的能力（缩放到共同的最大像素值或每一图像单独的最大像素值）；根据显示时间重新组合数据（通过合并得到更少帧的图像）；交互变化阈值和速度显示每个电影。

以下功能促进门控平面图像显示：电影的能力至少 3 视图（8～32 帧，矩阵 64×64～128×128，高达每秒一次完整的心动周期）；同时和同步（最好包括选择简单的滤波，如九点平滑）；显示至少 2 个检查，每个至少 3 视图。

以下功能促进断层图像显示（PET、SPECT、PET/CT、PET/MR 和 SPECT/CT 显像）：融合单独的解剖和分子成像数据的功能；显示从横断面数据集生成的冠状、矢状或斜面图像；从单轴、3 个正交轴或交互多轴的多帧图像显示；多轴断层显示，至少 1～3 个横断面、1～3 个冠状断面、1～3 个矢状断面并同时显示 1 个电影；导航多轴显示，包括点击任何平面自动调整其他两个平面的位置，打开和关闭多轴显示上的光标即能显示另外的图像层面并能调节显示时的片层厚度。

心肌分析软件提供的显示功能应用相当流行。远程站可以通过运行软件包或软件的屏幕处理提供这个显示功能。这样的显示应包括调整上、下阈能力和应用颜色查找表处理屏幕，正如上所述的其他核医学图像的处理。

显像模式间和模式内的配准、融合显示可以增强解读或会诊效果。

（4）处理 最小处理能力应包括以下几点：能够测量一个像素的值或感兴趣区的值；显示与现场相同的定量数据（如最大和平均标准摄取值、从 2D 或 3D 感兴趣区标准化的体重或体表面积）；图像平滑（如用简单的九点平滑；推荐但不是必需的）。

其他处理功能包括必要时作为远程应用的一些专门程序，如显示一个放射性剖面图、进行肾功能分析、计算胆囊排空或者计算胃排空时间。

（5）通讯 通信协议应该考虑确认传输的可靠性。数据的加密传输将改善公共通道传输的安全性。目前，很多通讯技术为大多数远程核医学应用提供足够的速度。在线呼叫设置、相关成像需求通常会主导通讯速度选择。

（6）压缩 虽然传输速度可能不是单独核医学数据的一个问题，但可通过数据压缩来提高数据传输的速度。如果包括结构显像的数据，速度是个问题。压缩可以是无损的，即压缩后的与原始未压缩的数据是相同的；或者有损的，即压缩后的不同于原始未压缩的数据。如果使用有损压缩，按照远程数据的诊断应与原始的进行比较。

（7）显示器质量控制

1）注意事项：用于远程地点显示核医学数据显示器的质量控制有特殊注意的事项。远程显示器与现场显示器应该接受相同的质量控制程序。远程显示器，特别是随叫随到应用中可能有多个用途，显示器设置可以改变为非医学应用。改变的颜色深度显示（如 256 颜色与数以百万计的颜色），可能严重影响图像判读，但不会被图像数据的不定期检查立即发现。

2）测试模式：测试模式可参见本章第一节的相关内容。

3）质量控制程序：远程点监视器的全面质量控制不太实际，然而，相对简单的测试模式应该随时可显示的。应该有一个定期协议和质量控制测试计划表。对一些多用户设置，每个远程核医学会议均需要进行质量控制测试。登录远程核医学系统时显示测试模式可促进常规质量控制。

（8）安全性　核医学规程的数据，包括执行这样一个程序都是机密的医学信息。安全的目标是减少未经授权访问的概率，同时尽可能少阻碍授权访问。提高安全效益应该权衡成本，包括降低可用性的信息对授权用户的成本。核医学数据的电子传输应该比传统医院非数字化实践更可靠。访问应该是有限制的，只有授权的个人能在传输中和在远程核医学站点进行。安全性包括登录、通信和访问远程系统上存储的数据。暂停期间，适当的环境中可应用正在使用的远程工作站。因此，更加注重保护系统登录程序和有权使用包含患者信息的医疗数据库，而不是纯图像数据加密。应该有一个灾难恢复计划，处理系统安全性破坏或者由于设备故障所致的源数据丢失。

第三节　医学影像电子实践的技术标准

越来越多的医学成像和患者信息管理中使用数字数据采集、传输、存储、显示、解读和会诊。这些数据在每一个操作时的管理都可能影响到患者诊疗的质量。

ACR、美国医学物理学家协会（American Association of Physicists in Medicine，AAPM）和医学影像信息学会（Society for Imaging Informatics in Medicine，SIIM）于 2014年发布了修订的"医学影像电子实践的技术标准"（ACR-AAPM-SIIM "Technical Standard for Electronic Practice of Medical Imaging"决议 39）。该技术标准适用于任何的数字图像数据管理系统，从单模式或单使用系统到完整 PACS，再到为了解读和（或）会诊的患者医学图像从某位置到另一地点的电子传输。此技术标准也适用于诊断放射学医师通常解读的那些图像，包括透射投影和断层 X 射线图像、电离辐射发射图像、超声和磁共振模式的图像。尽管许多相同的原则是适用的，科研、非人类和可见光图像（如皮肤、病理或内镜图像）排除在此范围之外。数字化钼靶片亦排除在外。现将技术标准的内容摘要介绍如下。

一、目标

医学影像学电子实践的目标包括但不限于：

（1）初始或生成和准确地记录有标记和被识别的图像数据。

（2）数据传输到一个适当的存储介质，它可以重新取回显示用于解读、审核和会诊。

（3）检索以前可用的成像数据并显示与当前的影像检查比较。

（4）为会诊、审核或正式解读而进行远程数据传输。

（5）在不损失有临床意义的信息前提下适当压缩图像数据，以便传输或存储。

（6）归档数据维护患者准确的医学记录形式：① 可以及时获取；② 符合适用的设备、国家和地方规范;③ 维护患者的隐私。

（7）促进效率和质量改进。

（8）提供解读图像给相关供应商。

（9）支持远程医学的医学影像会诊。

（10）提供非现场成像研究的监管。

（11）及时提供医学图像、图像会诊和图像解读:① 促进在呼叫的情况下医学图像的判读;② 根据需要提供专业支持。

（12）增加放射科医生接受继续教育的机会。

（13）使发生图像质量较差的机会最小化。

适当的数据库管理程序适用于上述所有地方。

二、人员的资格和职责

1. 医生

（1）使用图像数据管理系统进行正式解读的医师应该了解图像采集、传输、操作、检索和显示的基本技术,包括使用图像显示设备的优点、缺点和局限性。在适当情况下,医生必须熟悉放射防护的原则、辐射的危害以及适用于患者和工作人员的辐射监测要求。执行正式解读的医师必须负责图像质量的评估和了解数字图像质量控制管理系统的要素。

（2）医生必须具有相关资质,可解读特殊诊断模式的医学影像。

（3）医生应该有数字图像链的应用知识,了解从采集到显示过程中影响图像质量和产生伪影的潜在的因素。

2. 合格的医学物理师

一个合格的医学物理师应胜任独立实践一个或多个医学物理学的分支学科。对此技术标准而言,医学物理学的分支学科为治疗医学物理学、诊断医学物理学、核医学物理学。医学物理师应该接受医学继续教育,继续教育内容包括辐射计量学、放射防护和设备性能。

3. 放射技师

（1）被适当的认证注册许可和许可证处于有效状态。

（2）符合现有的特定检查的采集技术标准的操作资格要求。

（3）接受正确操作部分图像数据管理系统的培训,并必须经常交流。这个培训应该包括适当的:① 图像采集技术;② 图像处理方案;③ 正确选择特定的检查选项;④ 图像评价;⑤ 监测放射剂量。

4. 影像信息学专业人员

影像信息学专业人员应该胜任评估问题和提供输入解决方案的、发起维修和协调整个系统的维护计划,保证可持续的高质量图像和系统功能。一个影像信息学专业人员的责任和经历应包括所有信息系统网络的维护,如 RIS、PACS、语言识别系统、计算机服务器和工作台。

（1）维护系统数据库的完整性,确保连续、准确运行信息系统。

（2）协调所有数据输入和必要的放射学应用程序、数据库管理系统的交互和功能性。

（3）使用常见计算机操作系统（Windows、Unix/Linux、Mac）的知识、数据通信标准和设备、网络协议、数据库管理、互联网协议、系统分析方法和设计。

一个合格的影像信息学专业人员能独立胜任上述信息领域的工作和参加信息工作流程部门讨论，最低具有计算机科学学士学位或同等学历，接受继续教育和有成像信息学经历。

三、设备规范

用于数字图像数据管理的设备规范将根据应用和单个设备的需求而变化。但是，在所有情况下应提供有效的图像质量，适合临床正式解读或二次审核的需要。应符合 DICOM 标准、医疗信息系统集成（integrating the healthcare enterprise，IHE）放射学技术框架。在适用情况下，采购所有新设备时强烈推荐 IHE－放射肿瘤学技术框架（HE-radiation oncology technical framework，IHE-RO），并考虑定期升级合并扩展的标准。这些标准应该是持续的质量控制程序的一部分。

1. 采集或数字化

初始图像采集应该依照适当的 ACR 模式或检查惯例参数或技术标准进行。

（1）直接图像采集 用完整的空间分辨率（图像矩阵大小）和像素位深度的数字模式采集的图像数据集，并应该转移到图像管理系统。推荐使用 DICOM 标准。

（2）扫描放射线照相胶片 患者以前检查的 X 线胶片可以使用现代数字化扫描系统数字化。使用时，扫描仪像素间距应该足够小到能捕获 X 线胶片的极限分辨率。通用的 X 线胶片，使用 $<200\ \mu m$ 点距。对于高分辨率的 X 线胶片或乳房 X 线摄影片应使用 $<100\ \mu m$ 点距。扫描仪应该能够录制 X 线胶片光学密度至少 3.2 的通用片和 4.0 的高分辨率片及乳房 X 线片。数字化应该至少 12 位精度（0～4095）和产生 DICOM 表示值或与 X 线胶片密度呈正比的值。一般而言，摄影相机不应该用于数字化胶片，因为存在固有的畸变和光学伪影。

（3）视频数字化仪采集 传统的 X 线透视系统使用视频录制摄像头从图像增强器的输出荧光图像获取。记录的可能是个人点片曝光、脉冲荧光序列或连续荧光帧。模拟摄像机对应图像的光栅扫描产生一个随时间变化的电压信号。模拟到数字转换系统是按照 DICOM 标准将这些信号转换为数字图像格式。这些系统由于模拟信号噪声、时机和漂移，容易降低质量。使用时，应密切监测图像质量。一般而言，使用有图像增强器的摄像机或直接数字透视相机板是首选。

（4）一般要求

1）患者显像时，显像模式必须具有获取人口及成像信息的能力，如登记号、患者姓名、身份识别号、检查日期和时间、设备或机构的名称、检查的类型、患者或解剖部分的方向（如右、左、上、下）、数据压缩的方法和数量、检查中获得图像的总数（在某些情况下图像的总数可能不知道）。当采用特殊模式时，这些信息必须与图像相关联。这些字段应该按照 DICOM 标准格式化。使用 DICOM 模态工作列表服务获取信息进行正确的电子信息传输是令人满意的。

2）合适的获取出生日期、性别、检查指征和简要病史的能力。

2. 压缩

压缩可以定义为数学上可逆(无损)或不可逆(有损)。可能经常使用可逆压缩,因为根据定义其不影响图像。不可逆压缩可以用来减少传输时间或存储空间,但需压缩结果的质量能足以可靠地完成临床工作。身体部位的类型、模式形态和检查的目的将决定可容忍的压缩量。

诊断可接受的不可逆压缩(diagnostically acceptable irreversible compression,DAIC)一词是指数学上不可逆压缩但并不影响特定的诊断任务。在有资质的医生指导下可使用DAIC,其结果并不降低最初影像解读者或审核图像决策人的临床诊断性能。

关于适合任何特定模式、疾病或实现诊断可接受的临床应用的压缩类型或数量,ACR 和本技术标准没有作一般的陈述。科学文献和其他的国家指南可能有助于负责医生权衡降低性能的风险与减少存储空间和传输时间的益处,从而选择适当的压缩类型和数量。压缩的类型和适用于不同的成像检查系统传输和存储量应由负责医师初步选定和定期评价,以保证合适的临床图像质量。

如果使用可逆或不可逆压缩,只应该使用 DICOM 标准定义了算法的压缩,如 JPEG、JPEG-LS、JPEG 2000 或 MPEG,因为图像编码的属性和非标准的压缩方法会降低操作性和解压后不同的、不可逆转的方法再压缩(如在数据迁移时),导致显著的图像质量下降。DICOM 标准没有对于任何特定的显像模式、图像类型或临床应用推荐或批准任何特定的压缩方法。

美国食品和药品管理局(FDA)要求一个图像显示时,假如应用了不可逆压缩应标明其应用和大约的压缩比。此外,也应该标明所使用压缩方案的名称或类型(如标准方法 JPEG、JPEG 2000 等),因为这会影响对压缩影响的图像的解读。DICOM 标准定义了特定字段的编码信息,即使在图像解压缩后它也持续存在。

3. 传输

传输显像检查的环境将决定所使用的传输设备的类型和规格。在所有情况下,为了正式解读,在任何传输接收端接收到的数字数据必须没有临床意义的信息损失。传输系统带宽应符合预期容量,具备及时传递图像的能力。传输系统必须有足够的错误校验功能,只有合适的模式匹配的 DICOM 服务-对象对(service-object pair,SOP)应用于传输和存储。

4. 显示

图像工作站的影像展示的一致性对电子成像操作是必需的。采集期间技术人员看到的图像、放射学医师读片时的图像和临床医生诊疗患者时图像应该有相似的外观。显示图像的空间分辨率和对比分辨率对解读特别重要。图像展示受工作站软件、图形控制器和显示设备影响。

(1) 工作站特点

1) 图像位深度:大多数工作站的操作系统管理图像用红、绿、蓝通道,8 位深度(256 值)。8 位颜色的图,位深度就是 8,用 2 的 8 次幂表示,它含有 256 种颜色或 256 种灰度等级。系统增加位深度,比如每通道 10 位的 30 位图形,需要操作系统、工作站软件、显卡和显示器的支持。虽然 8 位和 10 位系统之间的细微差别可以使用测试模型证实,但迄今为止,没有发现使用高于 8 位的系统影响诊断解读的证据。

2)液晶显示器(liquid crystal display,LCD)技术:目前,几乎所有的工作站显示均使用 LCD 面板。它们的离散像素提供优秀的分辨率而不失真。平板表面能够吸收环境光反射和使眩光最小化。然而,低成本单位使用扭曲向列型液晶(twisted nematic,TN)像素结构的屏幕严重改变相关视角图像的亮度、对比度和颜色,故不应使用 TN 设备。现在已经可提供一些先进的像素结构而改善视角性能,如垂直排列(vertical alignment ,VA)、板内转换(in-plane switching,IPS)和双域结构。任何 LCD 设备的购买前都应该用对比度转移测试模式评估视角特性。

3)图形接口:LCD 设备本身就是数字与内部缓冲存储每个像素的数据在设备的行和列中。图形控制器和 LCD 装置之间的接口应该使用数字格式传输图像数据,如 DVI‐D(单通道或双通道)或显示端口。为达到最佳分辨率,图形控制器设备驱动程序应该设置为 LCD 装置自身的行和列。不推荐 VGA 或 DVI‐A 模拟视频接口信号,因为图形控制器的数模转换和 LCD 装置的模数转换可以引起图像退化。

4)图像显示大小:显示图像的行和列通常不同于采集图像的行和列。从采集的图像数据插值到显示图像数据,均应使用应用软件的工作协同图形控制器。

为了优化图像分辨率,每个显示像素的插值、重采样或降采样应该考虑超过最邻近的 4 像素值。3 次样条和 3 次多项式插值算法通常用于高质量的插值图像,因为图形控制器提供加速,所以显示延迟是微不足道的。降采样噪声图像时,考虑插值扩展区域还有助于减少噪声。

5)显示支持功能:用于选择和显示图像研究的应用软件应该易于和快速进行患者检查影像的解读或审核。

悬挂协议解决图像系列的选择和显示格式灵活切换,并可根据用户偏好进行适当的标记和图像定位。

可实行新老检查之间的快速和容易的导览。

准确地将患者和检查的人口统计信息与图像研究相关联是必要的。

必须可以使用窗位调整工具,因为大的多动态影像全部范围的大多数图像不能在大多数数码设备上显示。建议预设置窗位(如使用 LUT 设置骨或肺窗)增加用户与显示设备交互的速度。

放大和全景功能可满足显示最初采集的空间分辨率(显示器直接呈现像素为采集图像的像素)是必须的,以便显示屏不限制图像固有的空间分辨率。对于某些应用,能够显示一个图像解剖结构具有相对于采集的真实大小是非常重要的。

旋转或翻转的图像必须保持正确的患者定位标签。

如果这些数据是可用的和可被校准,计算及显示准确的线性测量值和测定的合乎显像模式的像素值(如 CT 图像的 Hounsfield 单位)是必要的。

应指明之前应用的不可逆压缩比、处理或裁剪图像和(或)覆盖。

临床相关的技术参数应可取叠加显示或有查看 DICOM 标题内容的能力。

6)工效学因素:阅片区应该保持足够的气流、最佳的温度和湿度控制。

应该通过控制读片室照明消除在显示器上的反射和降低环境照明水平,优化观察条件以减少眼睛疲劳。

计算机设备和其他装置的噪声应该限制在最小化。

建议使用适当的有腰部支持和可调控高度(包括扶手)的坐椅,避免受伤和过度疲劳。

工作站桌子高度应该可调,键盘、鼠标、显示器应设计为舒适和效率最大化。显示设备应该保持与观察者一个手臂的长度(即约 2/3 m 或 60 cm)。

(2) 显示器特性

1) 亮度响应:灰度医学图像的亮度和对比度由有关的图像灰度值亮度形成。

环境亮度(ambient luminance,L_{amb}):当电源示装置切断电源时,由于室内光线弥漫反射,显示器表面仍然显示一些亮度,这就是所谓的环境亮度。环境亮度应小于最暗的灰色的水平亮度 1/4。

最小亮度(minimum luminance,L_{min}):因为适应的人类视觉系统在非常暗的地方对比度响应差,最低灰度值的亮度不应该非常低。为了诊断解读,包含环境亮度成分的最小亮度($L'_{min}=L_{min}+L_{amb}$)应该至少 1.0 cd/m²,其他使用至少为 0.8 cd/m²。

最大亮度(maximum luminance,L_{max}):图像感观上的对比度特征取决于 L_{max}(最大灰度值亮度)与 L_{min} 比。这是亮度比(luminance ratio,LR),不同于显示器制造商经常报道的对比度。理想情况下,所有显示设备设施应该有相同的 LR,这样呈现出的检查图像对所有观察者是一致的。

好的图像对比度必须有 LR,然而,一个特别大的 LR 会超过适应人类视觉系统的范围。350 的 LR 相当于 X 线胶片光密度(optical density,OD)范围 0.20~2.75 是有效的。可接受的对比度,LR 应该>250。

用于诊断解读的显示器 L_{max} 应该至少 350 cd/m² 和 L'_{min} 1.0 cd/m²。用于其他用途的显示器应该至少 L_{max} 250 cd/m² 和 L'_{min} 0.8 cd/m²。对比较亮的显示器,L'_{min} 应该相应加大以维持同样的 LR。

亮度与灰阶:除了类似于 LR 外,在 L'_{min} 与 L_{max} 之间中级灰阶的亮度值应该对所有显示设备遵循相同的响应函数。建议用 DICOM 的灰阶标准显示函数(grayscale standard display function,GSDF)来设置中间灰阶值。

标定:一些医学和专业图像显示器的亮度响应、LR 和 GSDF 可被选用于显示器在屏显示(on screen display,OSD)控制。其他医疗/专业设备需要从制造商加载查找表(look-up table,LUT)软件设置显示器每个灰度的亮度。技术人员和临床护理人员使用的商务类显示器的校准可通过加载 LUT 到图形控制卡驱动程序来完成。

质量控制:所有显示设备应定期检查,以验证该亮度响应是正确的,可以使用设计为评估对比响应的目测测试模式进行基本验证。先进的测试在年度或季度的基础上进行,测量涉及灰度值的亮度和评价对比度。

白点:关于呈现的颜色空间显示的颜色特征不考虑在这个技术标准内。然而,与灰度图像呈现相关的白点对医学成像系统是重要的。建议显示器设置的白色点对应与 CIE 日光标准 D65 白色点,相当于约 6 500°K 的色温。

2) 像素间距和显示尺寸:像素间距确定可以呈现多少细节。有效显示区域的大小结合像素间距,决定了显示器的像素数量。虽然很常见的显示器分类是基于像素的数量(即

1MP、2MP、3MP 或 5MP 显示器),但推荐在考虑一个特定设备的功能时使用像素间距和显示尺寸。

像素间距:显示器的像素间距决定了能显示图像的最大的空间频率。理想的是像素间距足够小,以便呈现的所有空间频率均能让人类视觉系统感知。在一个手臂长的观察距离(2/3 m、60 cm),人眼能感知空间频率最高达 2.5 周期/mm。

用于诊断解读的显示器,建议像素间距约是 0.200 mm,≤0.210 mm。对于这个像素间距,个体像素及其子结构不可见,图像具有连续色调的外观。因为更高空间频率不被感知,使用更小的像素间距产生的效果并无优势。

用于显示采集探测器元素大小不同与像素间距图像,应使用缩放和平移显示功能而不是靠近显示器。由于人类视觉系统最大对比敏感度在约 0.5 周期/mm,图像放大插值常常可以揭示真正大小时未见的细节。

技术人员和临床护理人员使用的监视器往往不同。对于这些监视器,0.250 mm 像素间距(≤0.300 mm)较为适宜。

显示尺寸:解读图像时,观察者的注意力不仅限于显示器中央,而且通过周边视觉延伸到边缘。当显示器对角线距离约是观看距离的 80% 时,可达到完整场景的良好可视化。以 2/3 m 计算,应有对角线尺寸 53 cm(21 in)。像素阵列大小为 1 500×2 000 和像素间距 0.210 的显示器必须有 52.5 cm 的对角线尺寸。

屏幕高宽比,宽度对高度 3:4 或 4:5 非常适合放射线图像的展示。这样一个影像展示需要由图形控制器进行图像旋转。然而,当前已制造的显示器通常有多种格式,16:9 或 16:10。如果应用程序软件可以显示图像在 8:9 或 8:10 比例的两个地域,这样的使用类似于双屏显示器工作站。

5. 归档、保存和检索

(1) 遵照有关所有设备、国家和地方保持医学记录的法规、规范,数字影像数据管理系统必须提供存储容量。不管是传输或接受地点存储的图像都应该符合传输和接收网点的权限要求。如果站外解读的图像已存储在传送站点,影像数据就不需要存储在接收设备内;如果图像保存在接收站点,必须同样符合保存期间的权限。

(2) 每个检查数据文件必须有一个准确的相应的患者和检查数据记录,包括患者姓名、身份识别码、登记号、检查日期、检查类型和进行检查的设备。可获取有效的、令人满意的简要病史。

(3) 当前和检查前必须可检索一定时间范围适合临床需要的设备和医务人员。

(4) 每个设备应有归档和存储数字图像数据的制度和工作规程,即具有硬拷贝存储介质保存影像记录的制度。

(5) 对用于电子放射学的设施,患者诊疗质量依赖于数字图像数据管理系统的稳定性和可靠性。书面的制度和工作规程必须到位,以确保在一个设备或机构内部前后一致水平的硬拷贝成像检查和医疗记录,保持诊疗的连续性。该管理系统应该包括内部冗余系统、备份通信链接、灾难恢复和业务连续性计划。

6. 影像共享

(1) 每个设备都应该有一个通过物理介质影像共享的途径,包括 CD、DVD 和 USB 媒介,应该能够导出和导入符合 IHE 成像便携式数据(portable data for imaging,PDI)标准描述的数据。PDI 要求以标准方式记录 DICOM,也允许另外的"网页内容",诸如 JPEG 图像格式。虽然一个设备能在网络上共享图像,但对于那些不能使用网络接受者而言,物理媒介是需要的。使用的物理介质不应包含专有格式的图像。物理介质可能包含一个可执行阅读器。如果存在,嵌入式的阅读器应该能够显示标准 DICOM PDI 的图像,而不依靠专用格式的存在。所有的医疗成像数据分布应该是一套完整的符合 IHE-PDI 诊断质量的图像。

(2) 每个设备都应该有一个安全的在互联网上图像共享的机制。网络交换图像信息应按照 IHE 跨文档共享(XDS.b)概要进行。根据接受者的需要,交换的图像可能是原始诊断质量,在这种情况下必需是 DICOM PS 3.10 图像,或可能是预窗化和预呈现的图像。每个设备都应该有一个机制来提供一整套诊断质量的 DICOM 图像和预呈现的适当质量的图像子集。

(3) 每个设备都应该有从物理媒介和互联网导入标准 DICOM 格式图像和相关信息的途径,与外部标识符协调,这样登记号和过程描述或编码不会与本地的标识符冲突。每个设备应该能够显示同样保真度的外来图像,同时能用本地采集影像的相同用户界面并排显示图像。这样才能更好地处理患者并减少不必要的重复检查(因此,可规避成本增加、不便,以及来自重复检查时造影剂和辐射的安全风险)。导入影像数据应该按照 IHE 导入协调工作流程(import reconciliation workflow,IRWF)概要执行。

7. 信息学基本设施和工作流程

电子诊断放射学实践包括一系列过程,应由系统协调使用 DICOM、HL7、IHE 和 IHE-RO 信息标准,确保成像检查和患者记录相关的信息准确、失误最小化和过程有效。包括以下内容。

(1) 患者人口数据应该是入院(挂号)时获取,而不是工作流程的每一步反复重新输入。

(2) 调度安排时应选择适当的模式和特殊模式的成像方案。

(3) 人口和调度信息应以标准电子形式沟通。

(4) 完整和一致的人口数据应该通过所有系统传输。

(5) 电子放射学报告应该包括采集的相关数据(最好是以一个自动和结构化的方式)。

(6) 相关采集的数据应提供检查计费、跟踪和质量控制的正确编码。

(7) 技术人员和解读的放射科医生相关观测结果应该保留和以标准形式分布。

(8) DICOM 和 HL7 标准为这样的基础设施提供了的构建模块,而 IHE 放射学技术框架为使用这些标准来实施所需的过程定义了概要文件。

医用放射诊断工作流程相关过程和应用标准包括以下内容。

(1) 程序排序和调度、采集的性能和将影像及相关信息传输到 PACS,应该符合 IHE 预定工作流程(scheduled workflow,SWF)概要文件。这个概要文件建立基本部门成像数据的连续性和完整性,指定维护患者和排序信息的一致性,提供时序安排和成像采集程序步骤,并可以确定是否图像和有关特定的执行过程步骤的其他证据对象已经存储(归档)而供后续工作流步骤使用(如报告)。SWF 概要文件还可以提供完成操作和报告步骤的主要协调处理。

(2) 采集期间错误使用的身份识别码的纠正应遵照 IHE 患者信息协调(patient

information reconciliation，PIR)概要文件。PIR 扩展了 SWF 文件,提供了与患者的记录、图像、诊断报告和其他获得错误识别码或身份不明患者(如在创伤情况下)的证据对象匹配的手段。

(3) 选择一个程序,排序医生应该用适当的标准或决策支持系统辅助。

(4) 应该使用标准术语和编码排序,包括以下内容。

1) 医学系统命名法——临床术语(systematized nomenclature of medicine-clinical terms，SNOMED-CT)(见 http：//www. ihtsdo. org/snomed-ct)。

2) 放射科信息资源统一检索词汇(lexicon for uniform indexing and retrieval of radiology information resource，RadLex)(见 http：//www. radlex. org)。

3) 逻辑观察标识符名称和代码。

(5) 每个设备都应该使用一组标准预定义的图像采集协议　许多图像采集系统(如 CT、MRI、核医学)有复杂的协议,需要由放射科医生在采集前定义。适当的协议需要考虑排序信息(如历史、患者类型)、设备功能和技术人员有关设备/协议的知识。采集前,通过命令定义适当的协议,检查可以优化为使用足以取得必要的图像质量的最低的辐射剂量,并使设备的参数与临床患者的需要相匹配。专业组织逐渐定义了不断发展的标准,以便优化用于某一特定指征受检者的辐射剂量,例如 CT 扫描。关于标准的代码,如同 RadLex 手册规定的,协议选择 IHE 辅助协议设置选项的 SWF 文件传递给采集设备。

(6) 每个设备都应存储由工作人员采用 DICOM 对图像格式演示状态、结构式报告或结构集定义的注释　IHE 图像一致呈现(consistent presentation of images，CPI)配置文件指定了演示状态 DICOM 的使用。显示器也需要按照 DICOM 灰阶标准显示函数(grayscale standard display function，GSDF)进行校正,以便在不同显示器和不同阅读环境下接近一致的感知灰阶对比度。IHE 简单影像及数字报告(simple image and numeric report，SINR)指定使用 DICOM 结构式报告存储一个简单结构,包括题目、观察背景、正文和一个或多个节段,每个节段有一个标题、观察背景、文本、图像引用和编码测量,以方便搜索和可作为正式诊断报告的输入,从而避免信息重新输入。

四、质量控制和改进

任何使用数字图像数据管理系统的设施必须有文件规定的政策和工作规程,监测和评估有效管理、安全性和系统适当的采集性能、数字化、处理、压缩、传输、显示、归档及检索功能。质量控制规划旨在最大限度地提高诊断信息的质量和可及性。

(1) 性能测试和用于正式或初级解读的显示设备的监控应该依照任何相关的 ACR 成像模式认证项目质量控制手册的推荐规范、设备制造商的说明书、适用的行业标准和地方及国家法规执行。在缺乏合适的制造商规范、指南或标准时,显示设备性能评估的测试方法和频度应遵循美国医学物理学家协会第 18 工作组(American Association of Physicists in Medicine Task Group 18，AAPM TG18)的医学成像系统显示器性能推荐标准。

(2) 作为采集工作站和辅助显示设备的最低质量检查,诸如 AAPM TG18－QC 测试模式的测试图像应被捕获、传输、存档、检索并在适当的时间间隔显示,以测试系统在模拟其正常运行条件下的整体运行。为了正式解读,应确认空间分辨率测试结果分辨率至少 2.5 lp/mm。在显示的精确度测试中,TG18 - QC 模式数据文件大小应在显示器上显示图像的全区域。检查整个 SMPTE 图像外观,以确保没有显而易见的伪影(例如,明亮显示区域进入黑暗区域的模糊或渗色,或空间分辨率模式的混叠)。主要用于解读的所有显示器应至少每月进行测试。作为一个动态范围测试,无论是 5% 和 95% 个区域应被视为不同于分别从各自的相邻的 0% 和 100% 个区域。

(3) 进行硬拷贝成像精度和稳定性测试并记录。

(4) 观片灯亮度应足以满足成像过程诊断需要和遵循适用的行业标准和(或)建议。

使用数字成像和数字图像数据管理系统不能减少管理和监督放射检查的责任。提供远程影像服务站点和医师应参与记录持续的质量保证计划,至少相当于起源站点的质量保证。质量控制监控的摘要应提供给原始设备。

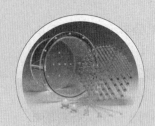

第四章
放射性防护和治疗的管理

第一节　放射防护安全管理

一、放射诊疗场所环境评估和职业病危害放射防护评价

环境评估是指环保部门对规划和建设项目实施后可能造成的环境影响进行分析、预测和评估,提出预防或者减轻不良环境影响的对策和措施,进行跟踪监测的方法与制度。新建、改扩建核医学科室均应向环保部门申报,进行建设项目环境评估。建设项目应依据国家相关法律、法规和标准,其运行时对周围环境产生的辐射影响符合环境保护的要求。

新建、扩建、改建放射诊疗建设项目,医疗机构应当在建设项目施工前向相应的卫生行政部门提交职业病危害放射防护预评价报告,申请进行建设项目卫生审查。经审核符合国家相关卫生标准和要求的,方可施工。医疗机构在放射诊疗建设项目竣工验收前,应当进行职业病危害控制效果评价,并向有关卫生行政部门提交相关资料,申请进行卫生验收。

开展核医学工作的单位应分区布局,设有专门的放射性核素分装、注射、储存场所和放射性废物存放场所,并配备放射性活度计、放射性表面污染监测仪、个人防护用品和个人剂量计等。放射诊疗工作场所的入口处以及装有放射性核素和放射性废物的设备、容器应设有电离辐射标记。放射性核素和放射性废物储存场所设有电离辐射警告标志及必要的文字说明。

二、受检者防护

按照卫生和环保部门要求,根据《临床核医学的患者防护与质量控制规范》(GB 16361 - 2012)的标准,积极对患者放射防护措施进行宣教,并严格落实患者检查过程中的放射防护安全保障措施。

1. 正当性判断

在确定核医学诊疗前首先作出正当性判断,确保按临床需要得到的诊疗预期利益超过该诊疗可能带来的潜在危险。

2. 放射防护最优化的一般要求

(1) 执业医师在开具放射性药物处方时,应做到:在实现预期目标情况下,使患者接受的剂量尽可能低;充分应用已有信息,避免一切不必要的重复照射;应有核医学实际的医疗照射与放射性药物诊疗处方相一致的验证程序;在实施核医学诊断检查时,应参考相应的医疗照射指导水平。

(2) 执业医师、技术人员及其他影像工作人员应采用相应措施,在能达到可接受的图像质量的情况下,使患者接受的剂量尽可能的低。

(3) 除非有明显的临床指征,对怀孕妇女接受诊疗时所使用的放射性药物应注意控制。

3. 临床核医学诊断中的最优化要求

(1) 按相关标准要求建立核医学检查设备的运行条件,以便在取得最佳影像时,患者接受剂量最小。

(2) 指导接受放射性药物的受检者,以便他们能有效地限制其护理人员、家庭成员和公众所受的照射。

(3) 对接受放射性核素诊断的哺乳期妇女,应按 GB 16361－2012 附录 B 的建议实施哺乳中断。

(4) 对孕妇,应按以下方式进行医疗照射最优化处理:采用^{99m}Tc 及其放射性药物进行核医学诊断时,可直接采用较小的使用药量和延长成像时间来进行优化;鼓励孕妇多喝水、多排尿,以便通过肾脏迅速清除放射性药物。

(5) 实施放射性药物给药和显像检查操作时,应当禁止非受检者进入操作现场;因患者病情需要其他人员陪检时,应当对陪检者采取防护措施。

三、放射工作人员健康防护

(1) 放射工作人员应当具备下列基本条件:年满 18 周岁;经职业健康检查,符合放射工作人员的职业健康要求;放射防护和有关法律知识培训考核合格;遵守放射防护法规和规章制度,接受职业健康监护和个人剂量监测管理;持有《放射工作人员证》。

(2) 医疗机构应当按照有关规定和标准,对每一位放射诊疗工作人员进行上岗前、在岗期间和离岗前的健康检查,上岗后定期健康检查的时间间隔不应＞2 年;定期进行专业及防护知识培训,并分别建立个人剂量、职业健康管理和教育培训档案。

(3) 放射工作人员进入放射工作场所,应遵循放射防护相关原则,正确佩戴个人剂量计,穿戴防护用品,如铅衣、铅围脖、铅帽子等。操作结束离开非密封放射性物质工作场所时,按要求进行个人体表、衣物及防护用品的放射性表面污染监测,发现污染要及时处理,做好记录并存档。

(4) 放射工作单位不得安排孕妇参与应急处理和有可能造成职业性内照射的工作。哺乳期妇女在其哺乳期间应避免接受职业性内照射的工作。

四、辐射事故应急报告与处理

（1）根据辐射事故的性质、严重程度、可控性和影响范围等因素，从重至轻将辐射事故分为特别重大辐射事故、重大辐射事故、较大辐射事故和一般辐射事故4个等级。

1）特别重大辐射事故：是指Ⅰ类、Ⅱ类放射源丢失、被盗、失控造成大范围严重辐射污染后果，或者放射性核素和射线装置失控导致≥3人急性死亡。

2）重大辐射事故：是指Ⅰ类、Ⅱ类放射源丢失、被盗、失控，或者放射性核素和射线装置失控导致≤2人急性死亡，或者≥10人急性重度放射病、局部器官残疾。

3）较大辐射事故：是指Ⅲ类放射源丢失、被盗、失控，或者放射性核素和射线装置失控导致≤9人急性重度放射病、局部器官残疾。

4）一般辐射事故：是指Ⅳ类、Ⅴ类放射源丢失、被盗、失控，或者放射性核素和射线装置失控导致人员受到超过年剂量限值的照射。

（2）使用放射性核素和射线装置医疗机构，应当根据可能发生的辐射事故的风险，制订本单位的应急方案，做好应急准备。

（3）发生辐射事故时，使用放射性核素和射线装置的单位应当立即启动本单位的应急方案，采取应急措施，并立即向当地环境保护主管部门、公安部门、卫生主管部门报告。

（4）医疗机构发生下列放射事件情形之一的，应当及时进行调查处理，如实记录，并按照有关规定及时报告卫生行政部门和有关部门：诊断放射性药物实际用量偏离处方剂量50%以上的；放射治疗实际照射剂量偏离处方剂量25%以上的；人为误照或误用放射性药物的；放射性核素丢失、被盗和污染的；设备故障或人为失误引起的其他放射事件。

五、放射性核素转让、储存与保管

转让放射性核素，由转入单位向其所在地省、自治区、直辖市人民政府环境保护主管部门提出申请，并提交相关的证明材料；转出、转入单位持有与所从事活动相符的许可证；转入单位具有放射性核素使用期满后的处理方案；转让双方已经签订书面转让协议。

放射性核素应存放在具备防火、防水、防盗等安全措施的场所，且不得与易燃、易爆、生物源性、化学源性等危险品混放在一起。储存非密封放射性物质的保险橱和容器应符合防护要求，应检测泄漏辐射水平；容器外应贴有明显的标签（注明核素名称、理化状态、射线类型、活度水平、存放起始时间和存放负责人等）。

放射性核素应由专人保管，储存场所应定期进行放射防护监测，无关人员不得入内。应建立非密封放射性物质储存与保管的系列制度，如台账、保管、领用、注销等登记和定期检查制度。

六、放射性废物的卫生防护管理

医用放射性废物（以下简称放射性废物）是指医学实践中所产生的含有放射性核素或被

放射性核素所污染且不再利用的废弃物。清洁解控水平为由审管部门规定的、以放射性核素的活度浓度或总活度表示的一种特定值,可以用来判断放射性废物是否可以免管。免管废物是指因其中放射性核素的活度浓度,或总活度低于或等于清洁解控水平,从而可以免除或解除其审管控制的废物。

1. 放射性废物管理的基本防护要求

(1) 放射性废物分类,应根据在医学实践中所产生废物的形态及其中的放射性核素种类、半衰期、活度水平和理化性质等,将放射性废物进行分类收集和分别处理。

(2) 按照清洁解控原则,应区分放射性废物与免管废物,不可混同处理。应力求控制和减少放射性废物产生量。

(3) 如果经审管部门确认或批准,凡放射性核素活度浓度小于或等于清洁解控水平推荐值的放射性废物,按免管废物处理。

2. 液体废物的管理

(1) 使用放射性核素其日等效最大操作量≥$2×10^7$Bq 的临床核医学单位和医学科研机构,应设置有放射性污水池以存放放射性污水直至符合排放要求时方可排放。

(2) 产生放射性废液而可不设置放射性污水池的单位,应将仅含短半衰期核素的废液注入专用容器中通常存放 10 个半衰期后,经审管部门审核准许,可作普通废液处理。对含长半衰期核素的废液,应专门收集存放。

(3) 经审管部门确认的低放废液可直接排入流量>10 倍排放流量的普通下水道。

(4) 含放射性核素的有机闪烁废液,应存放在不锈钢或玻璃钢容器内。含放射性核素的有机闪烁液,其活度浓度≥37Bq/L,应按放射性废液处理。

(5) 使用放射性药物治疗患者的临床核医学单位,应为住院治疗患者提供有防护标志的专用厕所,对患者排泄物实施统一收集和管理。

(6) 符合下列条件之一的患者排泄物不需要统一管理:注射或服用放射性药物的门诊患者排泄物;符合出院条件的患者的排泄物。

3. 固体废物的管理

(1) 按废物的可燃与不可燃、可压实与不可压实、有无病原体毒性分开收集废物。供收集废物的污物桶应具有外防护层和电离辐射警示标志。污物桶放置点应避开工作人员工作和经常走动的区域。污物桶内应放置专用塑料袋直接收纳废物,装满后的废物袋应密封,不破漏,及时转送贮存室,贴上标签注明核素名称及日期并放入专用容器中贮存。

(2) 对注射器和碎玻璃器皿等含尖刺及棱角的放射性废物,应先装入硬纸盒或其他包装材料中,然后再装入专用塑料袋内。产生少量放射性废物的非密封型放射性核素应用单位,经审管部门批准可以将其废物临时贮存在许可的场所和专用容器中。贮存时间和总活度不得超过审管部门批准的限值要求。

(3) 贮存室建造结构应符合放射卫生防护要求,且具有自然通风条件或安装通风设备,出入处设电离辐射警示标志。废物袋或废物包、废物桶及其他存放废物的容器必须在显著位置标有废物类型、核素种类、比活度水平和存放日期等说明。应在临时贮存期满前及时把废物送往城市废物贮存库或废物处置单位。

（4）废物处理：焚烧可燃固体废物必须在具备焚烧放射性废物条件的焚化炉内进行。对有病原体污染的固体废物，如可以焚烧的，直接焚烧处理；不可以焚烧的，应当消毒、灭菌后处理或处置。未知核素的废物在其活度浓度≤2×10^4 Bq/kg 时，或废物中的核素已知且其活度浓度小于或等于清洁解控水平推荐值，经审管部门确认和批准，可作免管废物处理。

4. 气载废物的管理

（1）操作放射性碘化物等具有挥发性的放射性物质时，应在备有活性炭过滤或其他专用过滤装置的通风橱内进行。

（2）凡使用^{133}Xe 诊断检查患者的场所，应具备回收患者呼出气中^{133}Xe 的装置，不可直接排入大气。

第二节　放射性核素治疗的管理

加强放射性核素治疗的管理是涉及医疗安全、公共安全和环境保护的问题。进行放射性核素治疗必须遵照《临床核医学的患者防护与质量控制规范》（GB 16361—2012）要求，考虑患者的用药安全、医务人员的防护以及对周围环境和公众的影响等。

一、临床核医学治疗中的最优化要求

（1）最佳化处理措施：在使用放射治疗药物之前，应有程序确定患者身份、用药前患者的准备和用药程序等有关信息；在给育龄妇女应用放射性药物前，要判断患者是否妊娠或哺乳；给予患者口头和（或）书面指导，以减少对其家庭成员和公众所造成的照射；要特别注意防止由于患者的呕吐物和排泄物造成的放射性污染；按治疗剂量接受放射性药物的住院患者，其出院时应符合国家标准 GB 18871—2002 和 GBZ 179—2006 的要求。

（2）凡是接受放射性药物治疗的哺乳期妇女，应按 GB16361—2012 附录 B 的建议终止一段时间的哺乳。

（3）除非是挽救生命，不应对孕妇施行放射性药物治疗。对已接受放射性药物治疗的妇女，应按 GB16361—2012 附录 C 给出的建议在一段时期内避免怀孕。

（4）若给男性使用治疗剂量的、处于离子化学状态具有较长寿命的放射性核素，有可能使精液中存在大量的这种放射性核素，从而影响精子的质量。建议已接受^{131}I、^{32}P（磷酸盐）或放射性^{89}Sr（氯化锶）治疗的男性，在 4 个月内避免房事。

二、加强患者剂量管理的要求和有关剂量约束

（1）应确保给每例患者使用的放射性药物的活度与处方剂量一致，并在服药时记录；在有可能存在放射性杂质时需特别谨慎，短寿命核素药物伴有较长寿命杂质会显著增加患者的吸收剂量。

（2）供测量注射器或装注射剂的瓶内活度的活度计,应注意质量控制。通过对仪器的常规质量控制,以及有关部门的定期计量检测,以保证测量的准确性。

（3）在治疗的程序中,应由专业人员对每次治疗剂量进行计算并予以记录。

（4）接受放射性药物诊断或治疗的患者,通常的公众剂量限值不适用于其探视者和家庭成员所造成的辐射,此时可遵循下述剂量约束要求。但是,这些剂量约束不适用于患者在医疗诊断或治疗过程中所受到的照射。

（5）核医学单位应按 GB 18871—2002 附录 B(资料性附录)中 B 1.2.2 所规定的要求,向探视者和家庭成员提供有关的辐射防护措施(如限定接触或接近患者的时间等)及其相应的书面指导,并对其所受剂量加以约束,使其在患者的诊断或治疗期间所受的剂量≤5 mSv。探视的婴儿和儿童所受剂量应≤1 mSv。

（6）对接受放射性药物治疗的患者,应对其家庭成员提供辐射防护的书面指导。对接受放射性药物治疗的住院患者,仅当其家庭成员中的成人所受剂量≤5 mSv、其家庭成员中的婴儿和儿童以及其他公众所受剂量≤1 mSv 时,才能允许患者出院。

（7）接受^{131}I 治疗的患者,其体内放射性活度≤400 MBq 之前不得出院。

三、门诊治疗的管理

1. *治疗原则*

（1）一次门诊放射性核素内照射治疗允许使用的放射性活度应符合现行的临床核医学放射卫生防护国家标准。

（2）病情及全身状况允许进行门诊治疗。患者或(和)家属能理解和接受该医疗内容和方式并具备自我管理能力。

（3）患者如在家庭接受内照射治疗,在体内剂量未达到解除隔离水平时应具备单独房间,并与婴幼儿及孕妇隔离。

（4）接受内照射治疗的患者大小便需经排废系统流入下水道。

2. *要求*

（1）应建立完整的病历,包括病史、症状和体征、相关的检查结果、使用放射性药物种类、放射性活度、给药方式和随访记录等。病历应专人负责管理。

（2）开展放射性核素治疗的核医学科应成立由具有 5 年以上核医学实际临床工作经验的主治医师或以上职称医师负责的核素治疗小组,或设专职医师(主治医师或以上职称)负责门诊放射性核素治疗工作。

（3）门诊放射性核素治疗应建立初诊、复诊、随访、会诊和重复治疗等制度。

（4）门诊放射性核素治疗的患者使用的放射性药物的种类、剂量、给药方法和重复治疗,应经负责治疗工作的具有 5 年以上核医学实际临床工作经验的主治医师或其上级医师(副主任医师或以上职称)审定。治疗用的放射性药物应经活度计复测活度,并将检测记录保存于核素治疗资料中。

（5）负责门诊核素治疗的医务人员应实事求是地向患者及其家属说明放射性核素治疗的特殊性、优缺点、治疗过程中的注意事项、可能发生的毒副作用和并发症等,由患者或其委托人签署进行放射性核素治疗的知情同意书。

（6）开展放射性核素治疗的医疗机构应具有《放射诊疗许可证》《放射性药品使用许可证》《辐射安全许可证》，在医疗机构内符合放射防护和环境保护规定的固定场所开展放射性核素治疗。

四、^{131}I治疗格雷夫斯甲亢的诊疗环境和流程管理

1. 场所设计要求

从辐射安全角度，实施^{131}I给药的场所设计要符合相关法规的要求，包括如下。

（1）分区设计符合高活性开放式放射性场所要求。^{131}I给药室与患者治疗候诊区连接且有足够的屏蔽隔离。区域的辐射防护符合^{131}I日最大操作量的设计要求。

（2）给药区内应具备^{131}I的存储设施和^{131}I剂量测量仪或^{131}I分装仪。如在给药室内采取手工分装^{131}I，则需要加强相应的辐射防护设施，确保操作人员及环境安全，避免分装和投药过程形成污染。

（3）给药区内应具备去除放射性污染的设施和放射性污染测量装置。

2. 候诊区的设立要求

（1）治疗候诊区应与^{131}I给药区紧密相连。尚未服用^{131}I与已服用^{131}I（治疗后观察期）的患者之间，宜有适当的距离防护。候诊患者多的场所宜采用屏蔽防护和进出双通道。

（2）宜在候诊区配备γ辐射剂量仪。必要时测量已服^{131}I的患者在固定距离（1 m和2 m）处的剂量率。

（3）候诊区内宜配备专用的放射性下水道和污物处理装置。

3. 确保口服^{131}I安全

（1）实施^{131}I口服治疗前，应预告患者服药流程及相关安全事项。确保患者理解治疗流程并有能力配合，方可进入给药流程。建议向患者提供书面指导材料。

（2）负责给药的医务人员应仔细核对患者信息（包括姓名、性别、年龄和诊疗序号等）和^{131}I计划给药量等，确保给药对象和剂量的准确性。

（3）向患者明示^{131}I剂量标签，并在明视状态下（有条件单位可配备监控录像）指导患者当场完成口服^{131}I。用过的^{131}I药瓶或药杯需现场回收，并立即投入放射性污物桶内。

（4）服用^{131}I后，观察、确认患者有无即刻不良反应。

五、^{131}I治疗格雷夫斯甲亢后的辐射安全注意事项

^{131}I治疗格雷夫斯甲亢后，患者应遵循下述辐射安全注意事项。这些内容应由医务人员在实施治疗前详细告知患者。建议向患者提供书面指导材料。

（1）有晕车史的患者，服^{131}I当日宜加服止吐剂或避免乘用机动车，以防路途中晕车导致呕吐。

（2）患者离院返回居住地时，尽量避免公共交通，避免接触孕妇或新生儿，远离配有高敏感射线监测的场所（包括重要社会活动场馆、机场或其他安检严格的场所等）。

（3）^{131}I治疗后2日内，患者宜多饮水、多排尿。治疗后1周内，在固定居所中宜与他人保持1.8 m以上的距离，避免与他人共用餐具。

（4）固定居所内宜配备患者单独使用的卫生间，排便时应避免尿液和粪便污染卫生间，排便后宜增加冲水次数。

（5）^{131}I治疗后1周至1个月间，宜减少与家人的密切接触。特别需注意避免与儿童及孕妇的近距离接触。

（6）^{131}I治疗后6个月内，育龄患者应采取避孕措施。鉴于甲状腺激素对母体和胎儿健康的重要作用，建议^{131}I治疗后的女性待甲状腺激素水平正常后再考虑妊娠。

六、住院治疗的管理

1. 治疗原则

（1）一次使用放射性核素活度超过临床核医学放射卫生防护国家标准门诊治疗允许范围时，应住院治疗。

（2）放射性核素治疗的种类、方式和时间必须住院方能进行和完成者。

（3）病情必须住院治疗者。

（4）患者居住条件和周围环境不能满足门诊放射性核素治疗的防护要求。

2. 要求

（1）核素治疗病室应设"三区制"：无活性区为医、护人员工作场所；活性区为病房；高活性区为放射性核素储存、分装场所。三区之间应有严格的分界和过渡的通道。

（2）应设立专用的废水处理池和净化系统，专门处理患者大小便。废水处理系统要符合环保部门规定的排放标准。

（3）高活性区应完全符合开放型放射性工作场所的防护要求。活性区和高活性区的设施、布局、屏蔽和排风等也要符合环保部门的相关要求以及卫生行政部门、食品和药品监督管理部门的相关要求。

（4）活性区和高活性区四周墙壁的材料及厚度应满足放射防护要求。病房门应加足够厚度的铅板防护，门上小窗为铅玻璃（或在室内配备摄像监控系统），地面使用易于清洗及除污染的材料。

（5）病房每间设1～2个床位，床间距应>1.5 m，2个床位间应有适当的屏蔽防护。

（6）病房应该有独立的厕所、沐浴浴室和洗涤室以及污物处理系统（包括放射性污物桶、专用的洗衣机和烘干机）。

（7）病房应设立病员配餐室或者建立专用的送餐通道，在辐射防护要求下方便患者的饮食。

（8）应建立健全放射性核素治疗病室的"三级医师负责制"，医务人员应分工明确，保证医疗工作准确和安全进行。治疗方案应由负责治疗工作的具有5年核医学临床工作经验的主治医师或以上职称医师制订和审核。

（9）使用放射性药物的种类、放射性活度应有严格的核对制度。治疗用放射性药物应经活度计检测活度，并将检测记录保存于核素治疗资料中。

（10）病房区内除备有常规的医疗急救设备及药品外，应备有清除放射性污染的应急器材和用品。

（11）病房的基本辐射监测设备应包括表面污染监测仪、辐射监测仪，以及医护人员个人剂量监测仪等。有条件的医院宜建立放射性活度及电视两种监护系统以及病员专用剂量监测仪等。

（12）应建立系统的诊疗规范、护理规范以及值班、交接班、会诊、查房、探视、治疗流程和辐射防护监测、清除放射性污染以及紧急情况处理和报告等制度。

七、放射性粒子植入治疗技术管理规范（国家卫计委颁布 2017 年版）

为规范放射性粒子植入治疗技术临床应用，保证医疗质量和医疗安全，制定本规范。本规范是医疗机构及其医务人员开展放射性粒子植入治疗技术的最低要求。

本规范所称放射性粒子植入治疗技术是指恶性肿瘤放射性粒子植入治疗技术，所涵盖的应用范围包括：实体肿瘤经皮影像（超声、CT、MRI 等检查）引导下放射性粒子植入、经内镜（包括腹腔镜、胸腔镜、自然管道内镜等检查）放射性粒子植入、空腔脏器粒子支架置入、手术直视下放射性粒子植入。

1. 医疗机构基本要求

（1）医疗机构开展放射性粒子植入治疗技术应当与其功能、任务和技术能力相适应。

（2）具有卫生计生行政部门核准登记的与开展该技术相关专业的诊疗科目，具有影像引导技术设备（如超声、CT、MRI、内镜等检查）和放射粒子治疗计划系统。

（3）医疗机构应当具有《放射诊疗许可证》、《放射性药品使用许可证》（第二类或以上）、《辐射安全许可证》等相关资质证明文件。

（4）治疗场地要求

1）符合放射性粒子植入技术操作场地及无菌操作条件。

2）全部影像引导技术设备（超声、CT、MRI、DSA 检查）具备医学影像图像管理系统。

3）具备进行抢救手术意外必要的急救设备和药品。

4）具备符合国家规定的放射性粒子保管、运输设施，并由专人负责。

（5）按照国家有关放射防护标准制订防护措施并认真落实。

（6）有至少 2 名具有放射性粒子植入治疗技术临床应用能力的本医疗机构注册医师，有经过放射性粒子植入治疗相关知识和技能培训并考核合格的、与开展本技术相适应的其他专业技术人员。

2. 人员基本要求

（1）开展放射性粒子植入治疗技术的医师

1）取得《医师执业证书》，执业范围为开展本技术相关专业的本医疗机构注册医师。

2）有 5 年以上开展本技术相关专业临床诊疗工作经验，具有副主任医师以上专业技术职务任职资格（开展口腔颌面部恶性肿瘤放射性粒子植入治疗，应当有 5 年以上口腔颌面外科或头颈肿瘤外科临床诊疗工作经验）。

3）经过省级卫生计生行政部门指定的培训基地，进行关于放射性粒子植入治疗相关专业系统培训,具备开展放射性粒子植入治疗技术能力。

(2) 治疗计划制订人员

取得《医师执业证书》,执业范围为开展本技术相关专业的本医疗机构注册医师。熟练掌握放射性粒子植入技术治疗计划系统。

(3) 其他相关卫生专业技术人员

经过放射性粒子植入治疗相关专业系统培训,满足开展放射性粒子植入治疗技术临床应用所需相关条件的放射物理师等相关人员。

3. 技术管理基本要求

(1) 严格遵守肿瘤诊疗技术操作规范和诊疗指南,严格掌握放射性粒子治疗技术的适应证和禁忌证。

(2) 术前根据患者病情,由患者主管医师、实施放射性粒子治疗的医师、放射物理师等相关治疗计划制订人员制订放射性粒子植入治疗计划。全部技术操作均在心电、呼吸、血压、脉搏、血氧饱和度监测下进行。术后按照操作规范要求实施治疗技术质量验证和疗效评估。术后放射剂量验证率应当>80%。

(3) 实施肿瘤放射性粒子植入治疗前,应当向患者及其家属告知手术目的、手术风险、术后注意事项、可能发生的并发症及预防措施等,并签署知情同意书。

(4) 建立肿瘤放射性粒子植入治疗后随访制度,并按规定进行随访、记录。

(5) 根据《放射性核素与射线装置安全和防护条例》《放射性药品管理办法》等放射性物质管理规定,建立放射性粒子采购、储存、使用、回收等相关制度,并建立放射性粒子使用登记档案,保证粒子的可溯源性。

(6) 建立放射性粒子遗落、丢失、泄漏等情况的应急预案。

(7) 医疗机构按照规定定期接受环境评估,相关医务人员按照规定定期接受放射性防护培训及体格检查。

(8) 建立病例信息数据库,在完成每例次放射性粒子植入治疗后,应当按要求保留并及时上报相关病例数据信息。

(9) 医疗机构和医师定期接受放射性粒子植入治疗技术临床应用能力评估,包括病例选择、治疗有效率、严重并发症、药物不良反应、医疗事故发生情况、术后患者管理、患者生存质量、随访情况和病历质量等。

(10) 其他管理要求

1) 使用经国家食品和药品监督管理总局批准的放射性粒子及相关器材,不得违规重复使用与放射性粒子相关的一次性医用器材。

2) 建立放射性粒子入库、库存、出库登记制度,保证放射性粒子来源去向可追溯。在实施本技术的患者住院病历中留存放射性粒子相关合格证明文件。

4. 培训管理要求

(1) 拟开展放射性粒子植入治疗技术的医师培训要求

1) 应当具有《医师执业证书》,具有主治医师及以上专业技术职务任职资格。

2) 应当接受至少3个月的系统培训。在指导医师指导下,参与放射性粒子植入术30例以上,并参与30例以上放射性粒子植入患者的全过程管理,包括术前诊断、术前计划、植入技术、术后验证、围术期管理、随访等,并考核合格。

3) 在境外接受放射性粒子植入技术培训 3 个月以上,有境外培训机构的培训证明,并经省级卫生计生行政部门指定的培训基地考核合格后,可以视为达到规定的培训要求。

4) 本规范印发之日前,从事临床工作满 10 年,具有副主任医师专业技术职务任职资格,近 5 年独立开展放射性粒子植入治疗技术临床应用不少于 100 例,未发生严重不良事件的,可免于培训。

(2) 培训基地要求

1) 培训基地条件:省级卫生计生行政部门指定放射性粒子植入治疗技术培训基地。培训基地应当具备以下条件:① 三级甲等医院,符合放射性粒子植入治疗技术管理规范要求。② 开展放射性粒子植入技术不少于 8 年,具有符合放射性粒子植入治疗技术要求的病房床位数不少于 30 张。③ 近 3 年每年开展放射性粒子植入病例不少于 200 例。④ 有不少于 4 名具有放射性粒子植入治疗技术临床应用能力的指导医师,其中至少 2 名具有主任医师以上专业技术职务任职资格。⑤ 有与开展放射性粒子植入技术培训工作相适应的人员、技术、设备和设施等条件。

2) 培训工作基本要求:① 培训教材和培训大纲满足培训要求,课程设置包括理论学习、临床实践。② 保证接受培训的医师在规定时间内完成规定的培训。③ 培训结束后,对接受培训的医师进行考试、考核,并出具是否合格的结论。④ 为每位接受培训的医师建立培训及考试、考核档案。

第三节　放射性核素治疗规范

一、^{131}I 治疗格雷夫斯甲亢规范

格雷夫斯甲状腺功能亢进(简称甲亢)为临床常见病和多发病,发病率在我国呈上升趋势,而其诊治规范与否直接关系到临床疗效。目前,临床治疗格雷夫斯甲亢的方法主要有 3 种:内科药物治疗、核医学^{131}I 治疗和外科手术治疗,其中^{131}I 治疗因具有快速简便、质优价廉、不良反应少、治疗效果好等优点,已被美国等国家广为接受,成为大多数成年格雷夫斯甲亢患者的首选或重点选择的治疗手段。

中华医学会核医学分会已发表了《^{131}I 治疗格雷夫斯甲亢指南(2013 版)》。该《指南》是针对^{131}I 治疗格雷夫斯甲亢的重要性、特殊性及独特优势,经各层面专家反复论证交流,立足中国国情及目前中国甲亢诊治的实际状况,参考近年来国际权威《指南》和主要参考文献,依据全球多中心临床研究结果及大量循证医学数据,科学修订,数易其稿,最终成文的。

《指南》主要涉及以下 10 个方面:①格雷夫斯甲亢的定义和流行病学;②格雷夫斯甲亢的诊断和治疗;③格雷夫斯甲亢的临床评估;④甲亢^{131}I 治疗的原理、适应证和禁忌证;⑤格雷夫斯甲亢^{131}I 治疗前的准备;⑥格雷夫斯甲亢^{131}I 治疗的实施;⑦格雷夫斯甲亢^{131}I 治疗后

的随访；⑧特殊情况处理；⑨儿童及青少年格雷夫斯甲亢的^{131}I治疗；⑩格雷夫斯甲亢^{131}I治疗的辐射安全问题。

该《指南》具有良好的可操作性与临床适用性，对我国格雷夫斯甲亢的^{131}I治疗具有很好的指导意义，是规范和指导全国各层面医师合理应用^{131}I治疗格雷夫斯甲亢的重要工具。编撰采取问题条款和推荐条款并进的模式，全文共计42项问题条款，52项推荐条款。

推荐条款标示推荐强度。推荐级别强度涵义为：

A　强力推荐。循证证据肯定，能够改善健康的结局，利大于弊；

B　推荐。循证证据良好，能够改善健康的结局，利大于弊；

C　推荐。基于专家意见；

D　反对推荐。基于专家意见；

E　反对推荐。循证证据良好，不能改善健康结局或对于健康结局弊大于利；

F　强力反对推荐。循证医学肯定，不能改善健康结局或对于健康结局弊大于利；

I　不推荐或者不作为常规推荐。推荐或反对推荐的循证证据不足、缺乏或结果矛盾，利弊无法评判。

^{131}I治疗格雷夫斯甲亢的条款内容摘录如下：

(1) 治疗格雷夫斯甲亢主要有3种方法：^{131}I、抗甲状腺药物(antithyroid drug，ATD)和手术治疗(推荐级别：A)。

(2) 对格雷夫斯甲亢的临床评估能为治疗方案的选择和制订提供依据(推荐级别：A)。

(3) 格雷夫斯甲亢的临床评估，必须包括全面的病史采集，并仔细进行体格检查(推荐级别：A)。

(4) 利于格雷夫斯甲亢临床评估的辅助检查包括：血清 TSH 和甲状腺激素、甲状腺自身抗体、甲状腺摄^{131}I率(radioactive iodine uptake，RAIU)、甲状腺核素显像、颈部超声检查、心脏评估的相关检查、血细胞分析、肝功能和血清离子检测、骨密度测定等(推荐级别：B)。

(5) 正在食(服)用影响甲状腺组织摄取^{131}I的食物或药物者，建议相应时间内暂缓RAIU 检查(推荐级别：B)。

(6) 妊娠期和哺乳期患者禁忌做 RAIU 检查(推荐级别：F)。

(7) RAIU 检查一般采用3个时间点，也可采用2个时间点测定(推荐级别：C)。

(8) 建议各实验室建立自己的 RAIU 正常值(推荐级别：C)。

(9) ^{131}I治疗适用于格雷夫斯甲亢，可以作为成人格雷夫斯甲亢的首选治疗方法之一(推荐级别：A)。

(10) ^{131}I治疗尤其适用于下述情形：对 ATD 过敏或出现其他不良反应；ATD 疗效差或多次复发；有手术禁忌证或手术风险高；有颈部手术或外照射史；病程较长；老年患者(特别是有心血管疾病高危因素者)；合并肝功能损伤；合并白细胞或血小板减少；合并心脏病等(推荐级别：C)。

(11) 妊娠和哺乳期患者禁用^{131}I治疗(推荐级别：B)。

(12) ^{131}I治疗格雷夫斯甲亢前，必须签署^{131}I治疗甲亢知情同意书(推荐级别：A)。

(13) ^{131}I治疗格雷夫斯甲亢前，建议低碘饮食至少1～2周(推荐级别：B)。

(14) 对合并严重基础疾病的患者，应在^{131}I治疗前，给予规范的治疗，使其病情相对稳定

（推荐级别：B）。

（15）如果无用药禁忌，所有具有甲亢症状的格雷夫斯甲亢患者均宜在[131]I治疗前使用β受体肾上腺素能受体阻滞剂（推荐级别：B）。

（16）对有明显甲亢症状、血清甲状腺激素水平明显升高的患者、老年患者，以及伴有在甲状腺毒症加重时可能有更高风险的严重疾病的格雷夫斯甲亢患者，可考虑在[131]I治疗之前应用ATD预治疗（推荐级别：C）。

（17）不建议也不反对使用锂剂作为格雷夫斯甲亢[131]I治疗前的辅助用药（推荐级别：I）。

（18）[131]I治疗格雷夫斯甲亢前，向患者提供书面放射性治疗安全指导（推荐级别：B）。

（19）确定治疗格雷夫斯甲亢[131]I剂量的方法有计算剂量法、半固定剂量法和固定剂量法，常用计算剂量法（推荐级别：C）。

（20）[131]I治疗甲亢前，建议采用甲状腺静态显像或甲状腺超声检查进行甲状腺质量测定（推荐级别：B）。

（21）甲状腺触诊可作为测定甲状腺大小的辅助方法（推荐级别：I）。

（22）格雷夫斯甲亢[131]I治疗剂量应根据患者的实际情况予以适当调整（推荐级别：B）。

（23）口服[131]I前后2 h禁食（推荐级别：C）。

（24）[131]I治疗后半年内应采取避孕措施（推荐级别：B）。

（25）建议患者[131]I治疗后1～3个月复查，如病情较重或临床表现变化较大时，应根据需要密切随诊（推荐级别：C）。

（26）建议观察并对症处理服[131]I后的早期反应（推荐级别：C）。

（27）格雷夫斯甲亢在[131]I治疗后无禁忌证时，可用β受体阻滞剂缓解症状，逐渐减少剂量直至症状消失（推荐级别：A）。

（28）重症或伴有并发症及合并症的格雷夫斯甲亢在[131]I治疗后3～7日恢复ATD治疗，以辅助缓解甲亢及一过性放射性甲状腺炎所致病情加重症状（推荐级别：B）。

（29）格雷夫斯甲亢的自然转归或治疗转归均可导致甲减的发生（推荐级别：B）。

（30）评价格雷夫斯甲亢疗效的标准包括完全缓解、部分缓解、无效、复发和甲减（推荐级别：C）。

（31）应定期监测格雷夫斯甲亢症状、体征、甲状腺激素和甲状腺相关抗体等变化（推荐级别：B）。

（32）伴有并发症的格雷夫斯甲亢应注意评估相关异常指标在[131]I治疗后的变化（推荐级别：B）。

（33）[131]I治疗后应定期随诊甲状腺激素水平。若出现甲减，可用左甲状腺素钠等甲状腺激素替代治疗，定期复查并调整用量（推荐级别：A）。

（34）[131]I治疗3～6个月后随访证实未缓解、无效的患者，可建议再次行[131]I治疗（推荐级别：A）。

（35）[131]I多次治疗无效或复发的患者可以考虑手术治疗（推荐级别：C）。

（36）格雷夫斯甲亢伴有血液系统异常可行[131]I治疗，在治疗前应对症处理或请相关专科会诊协助治疗（推荐级别：B）。

（37）对合并心血管异常的格雷夫斯甲亢，推荐[131]I治疗，以尽快控制甲亢（推荐级别：A）。

（38）甲亢性肌病可采用¹³¹I治疗，有效控制甲状腺激素水平，治疗期间应密切监测或请相关专科会诊，及时纠正甲亢性肌病（推荐级别：B）。

（39）甲亢合并肝损害可在辅以保肝治疗的同时采用¹³¹I治疗（推荐级别：B）。

（40）建议甲亢伴格雷夫斯眼病（Graves ophthalmopathy，GO）的患者眼科就诊，以评价其活动性及严重程度（推荐级别：B）。

（41）甲亢伴非活动性GO患者选择¹³¹I治疗时，不需要同时使用糖皮质激素；轻度活动性GO（尤其是吸烟患者）选择¹³¹I治疗时，推荐同时使用糖皮质激素（推荐级别：B）。

（42）甲亢伴中度、重度活动性GO或威胁视力的活动性GO患者，建议选用ATD或手术治疗（推荐级别：B）。

（43）诊断甲状腺危象主要根据临床表现而非甲状腺激素水平（推荐级别：B）。

（44）甲状腺危象治疗需联合采用多种药物和手段，包括：阻断甲状腺激素的产生和作用、去除诱因、对症和支持治疗等（推荐级别：B）。

（45）年幼儿童（年龄＜5岁）应避免使用¹³¹I治疗（推荐级别：B）。

（46）儿童及青少年格雷夫斯甲亢经ATD或手术治疗无效或复发者，可选择¹³¹I治疗（推荐级别：B）。

（47）甲减是儿童格雷夫斯甲亢¹³¹I治疗的主要不良反应，行¹³¹I治疗后定期监测，出现甲减应及时进行甲状腺激素替代治疗（推荐级别：A）。

（48）格雷夫斯甲亢的常用¹³¹I治疗剂量对患者自身、周围人群和环境无明确的辐射危害。根据辐射防护原则，应采取相应的医疗辐射安全管理（推荐级别：B）。

（49）建立符合辐射安全的¹³¹I治疗专区，严格控制治疗流程，保证患者自身和周围人群、环境的辐射安全（推荐级别：A）。

（50）¹³¹I治疗前应仔细核对患者信息及¹³¹I治疗剂量，确保准确无误（推荐级别：A）。

（51）¹³¹I治疗格雷夫斯甲亢后，患者应遵循辐射安全注意事项（推荐级别：A）。

（52）¹³¹I治疗后的女性患者，建议待甲状腺激素水平正常后再考虑妊娠（推荐级别：A）。

二、¹³¹I治疗分化型甲状腺癌指南

¹³¹I是治疗分化型甲状腺癌（DTC）的重要手段，随着DTC发病率的逐渐增高，近年来对¹³¹I治疗该疾病的理念不断更新，而国内各地开展此项工作的规模和水平却参差不齐，因此中华医学会核医学分会组织编写了《¹³¹I治疗分化型甲状腺癌指南》（2014版，简称《指南》），旨在使¹³¹I治疗DTC更加规范、科学，以最大程度保护患者利益，保证医疗质量和安全。该《指南》根据循证医学证据和专家意见提出了推荐意见，标识的推荐级别强度涵义如下：

A　强力推荐。循证证据肯定，能够改善健康的结局，利大于弊。

B　推荐。循证证据良好，能够改善健康的结局，利大于弊。

C　推荐。基于专家意见。

D　反对推荐。基于专家意见。

E　反对推荐。循证证据良好，不能改善健康结局或对于健康结局弊大于利。

　　F　强力反对推荐。循证医学肯定,不能改善健康结局或对于健康结局弊大于利。

　　I　不推荐或者不作为常规推荐。推荐或反对推荐的循证证据不足、缺乏或结果矛盾,利弊无法评判。

　　《指南》采取问题条款和推荐条款并进的模式,现将推荐条款摘录如下:

　　(1) 甲状腺结节的评估要点是良性和恶性鉴别(推荐级别:A)。

　　(2) 重视评估有甲状腺癌家族史、颈部受照射史、年龄、性别等与恶性特征相关的甲状腺结节(推荐级别:A)。

　　(3) 应常规检测甲状腺结节患者的血清 TSH 水平(推荐级别:A)。

　　(4) 不建议用血清 Tg 来评估甲状腺结节的良性和恶性(推荐级别:E)。

　　(5) 检测血清降钙素用于排除甲状腺髓样癌(推荐级别:I)。

　　(6) 超声检查可协助鉴别甲状腺结节的良恶性,鉴别能力与超声医师的临床经验相关(推荐级别:C)。

　　(7) 直径>1 cm 且伴有血清 TSH 降低的甲状腺结节,应行甲状腺 ^{131}I 或 ^{99m}Tc 核素显像,以判断结节是否有自主摄取功能(推荐级别:A)。

　　(8) 不建议将 CT、MR 和 ^{18}F-FDG PET 检查作为评估甲状腺结节良性和恶性的常规方法(推荐级别:E)。

　　(9) 术前评估甲状腺结节良恶性时,细针穿刺抽吸活组织检查(fine needle aspiration biopsy,FNAB)是灵敏度和特异性最高的方法(推荐级别:A)。

　　(10) 超声引导下 FNAB 可以提供取材成功率和诊断准确率(推荐级别:B)。

　　(11) 经 FNAB 仍不能确定良性和恶性的甲状腺结节,可对穿刺标本进行甲状腺癌分子标记物检测(推荐级别:C)。

　　(12) 术后病理与术前评估不一致时,应根据肿瘤的 TNM 分期和复发危险度分层、再次手术的风险、随访的便利性、患者的意愿和依从性等因素,进行综合分析,确定是否再次手术(推荐级别:C)。

　　(13) DTC 患者均应进行术后 AJCC TNM 分期和复发危险度低、中、高分层,以助于预测患者预后,指导个体化的术后治疗和随访方案(推荐级别:A)。

　　(14) DTC 手术后,选择性应用 ^{131}I 清甲治疗(推荐级别:A)。

　　(15) 妊娠期、哺乳期、计划短期(6 个月)内妊娠者禁忌进行 ^{131}I 清甲治疗(推荐级别:F)。

　　(16) ^{131}I 清甲治疗前评估发现有再次手术指征者,应先行手术治疗;仅在患者有再次手术的禁忌证或拒绝再次手术时,可考虑直接进行清甲治疗(推荐级别:C)。

　　(17) 清甲治疗前,停用左旋甲状腺素(L-T_4)至少 2 周或使用重组人 TSH(rhTSH),使血清 TSH 升高至>30 mU/L(推荐级别:A)。

　　(18) ^{131}I 清甲治疗前低碘饮食(<50μg/d),避免应用含碘造影剂和药物(如胺碘酮等)(推荐级别:B)。

　　(19) 不推荐或反对清甲治疗前 ^{131}I 全身显像(WBS)(推荐级别:I)。

　　(20) ^{131}I 清甲治疗前对患者进行辐射安全防护指导(推荐级别:B)。

　　(21) 非高危 DTC 患者清甲治疗的 ^{131}I 剂量为 1.11~3.7 GBq(30~100 mCi)(推荐级别:B)。

（22）在兼顾清灶目的时，DTC 清甲治疗的^{131}I 剂量为 3.7～7.4 GBq（推荐级别：C）。

（23）^{131}I 清甲治疗后 2～10 日内应进行治疗后 WBS（Rx-WBS）检查（推荐级别：B）。

（24）治疗前停用甲状腺素的 DTC 患者^{131}I 清甲治疗后 24～72 h 内开始进行甲状腺素治疗（推荐级别：B）。

（25）对摄碘性 DTC 转移灶或复发病灶，可选择性应用^{131}I 清灶治疗（推荐级别：B）。

（26）颈部淋巴结转移者，给予^{131}I 3.7～5.55 GBq（推荐级别：B）。

（27）^{131}I 是治疗 DTC 肺转移的有效方法，^{131}I 治疗 DTC 肺转移的常用剂量为 5.55～7.4 GBq（推荐级别：A）。

（28）孤立的有症状的骨转移灶宜考虑外科手术切除（推荐级别：B）。

（29）虽然^{131}I 很难治愈骨转移灶，但可以改善患者生存质量，故对摄碘的骨转移灶宜进行^{131}I 治疗（推荐级别：B）。

（30）不管中枢神经系统转移灶是否摄碘，都应当首先考虑外科手术治疗（推荐级别：B）。

（31）脑转移患者在给予^{131}I 治疗时同时给予糖皮质激素，减少或预防脑水肿的发生（推荐级别：C）。

（32）DTC 患者给予综合治疗是提高疗效的有效方法（推荐级别：C）。

（33）在随访中血清 Tg 水平持续增高，但影像学检查未发现病灶者可经验性给予 3.7～7.4 GBq^{131}I 治疗。治疗后 Rx-WBS 发现 DTC 病灶或血清 Tg 水平减低，可重复给予^{131}I 治疗，否则应停止^{131}I 治疗，以 TSH 抑制治疗为主（推荐级别：C）。

（34）首次^{131}I 清灶治疗应在^{131}I 清甲后至少 3 个月后进行。重复清灶治疗宜间隔 6～12 个月（推荐级别：C）。

（35）DTC 患者给予^{131}I 治疗后均应行 TSH 抑制治疗（推荐级别：A）。

（36）^{131}I 治疗后根据患者危险度分层及时给予相应的 TSH 抑制治疗，中、高危 DTC 患者 TSH 抑制<0.1 mU/L，低危 DTC 患者 TSH 抑制在 0.1～0.5 mU/L（推荐级别：B）。

（37）$L-T_4$ 的起始剂量因患者年龄和伴发疾病情况而异（推荐级别：B）。

（38）$L-T_4$ 应当清晨空腹顿服（推荐级别：B）。

（39）妊娠期内应根据孕周的增加适当增加 $L-T_4$ 剂量，定期检测甲状腺激素和 TSH 水平，以调整 $L-T_4$ 的剂量（推荐级别：B）。

（40）对已接受^{131}I 治疗的 DTC 妊娠期患者，应保持与病情相应的 TSH 抑制水平（推荐级别：B）。

（41）抑制治疗时应注意预防和治疗相应并发症（推荐级别：B）。

（42）基于 DTC 患者肿瘤复发危险度和 TSH 抑制治疗不良反应风险，设立 DTC 患者 TSH 抑制治疗的个体化目标（推荐级别：C）。

（43）对需要将 TSH 抑制至 TSH 正常参考范围下限的 DTC 患者，应评估治疗前基础骨矿化状态并定期监测（推荐级别：C）。

（44）绝经后女性 DTC 患者在 TSH 抑制治疗期间建议行骨质疏松症（OP）初级预防；达到 OP 诊断标准者，启动正规抗 OP 治疗（推荐级别：C）。

（45）对需要将 TSH 抑制低于 TSH 正常参考范围下限的 DTC 患者，应评估治疗前基础心脏情况并定期监测（推荐级别：C）。

（46）TSH 抑制治疗期间，可选择性应用 β 受体阻滞剂，预防心血管系统不良反应（推荐级别：C）。

（47）儿童及青少年 DTC 患者[131]I 治疗的基本原则与成人相同，[131]I 治疗剂量应根据患儿体质量及体表面积适度调整（推荐级别：C）。

（48）对患儿甲状腺癌原发灶进行分期时，应考虑患儿甲状腺体积与成人间的差异（推荐级别：C）。

（49）患儿甲状腺激素抑制治疗及随访与成人一致（推荐级别：C）。

（50）大剂量[131]I 治疗 1～3 日内，部分 DTC 患者可出现明显的辐射损伤反应，需进行密切观察。对反应严重者应采取相应处理，保证[131]I 治疗的安全性（推荐级别：C）。

（51）大剂量[131]I 治疗前，需对患者伴随疾病状况进行评估，并在大剂量[131]I 治疗的辐射隔离期加强相应的观察和对症处理（推荐级别：C）。

（52）大剂量[131]I 治疗对唾液腺、造血和生殖系统的影响呈个体差异性，多为一过性，可自行恢复（推荐级别：C）。

（53）女性 DTC 患者在[131]I 治疗后 6～12 个月内避免妊娠。男性 6 个月内避孕（推荐级别：B）。

（54）建立符合辐射安全和医疗安全的[131]I 治疗隔离区，确保患者和周围环境的辐射安全（推荐级别：B）。

（55）不建议在 DTC 随访中常规使用 MRI 及 ^{18}F-FDG PET 检查（推荐级别：E）。

（56）当有肉眼可见、无法手术的局部残留或复发肿瘤，且肿瘤不摄取[131]I 或[131]I 治疗效果差时，在 TSH 抑制治疗的同时，可考虑外照射治疗或影像引导下放疗（推荐级别：C）。

（57）在常规治疗无效的进展期碘难治性 DTC，可以考虑使用靶向药物，如索拉非尼（推荐级别：B）。

三、^{153}Sm-EDTMP/^{89}SrCl$_2$治疗肿瘤骨转移（疼痛）

1. 适应证

（1）临床、病理、X 线、MRI、CT 检查和骨显像确诊肿瘤骨转移患者。

（2）骨转移癌灶致骨痛，以及（或）药物、放疗、化疗治疗无效者。

（3）骨显像为异常放射性浓集灶。如仅为溶骨性冷区，呈空泡的患者，核素治疗可能无效。

（4）白细胞≥$3.5×10^9$/L，血小板≥$80×10^9$/L。

（5）估计患者生存期＞3 个月。

2. 禁忌证

（1）进行过细胞毒素治疗的患者。

（2）化疗、放疗后出现严重骨髓功能障碍者。

（3）严重肝肾功能障碍者。

（4）脊髓破坏伴病理性骨折或和截瘫的患者。

3. 相对禁忌证

(1) 脊椎破坏伴病理性骨折会截瘫的患者慎用。

(2) 晚期和(或)已经历多次放疗、化疗的患者,疗效差者慎用。

4. 准备情况

(1) 了解病史并作体力状况及适当的疼痛评分。

(2) 检查血常规、肝肾功能。

(3) 与患者及其家属说明治疗情况并让患者及其亲属签署治疗知情同意书。

5. 治疗剂量及方法

静脉注射[153]Sm-EDTMP 29.6~37 MBq(0.8~1.0 mCi)/kg 体重,每月一次,一个疗程 2~3 个月或更长时间;[89]SrCl$_2$ 111~148(3~4 mCi)/(2~3 ml)静脉注射一次后,镇痛效果可维持 3~6 个月,平均 6 个月。

6. 随访内容

(1) 疗效评估。

(2) 随访血常规、肝肾功能每月 1 次。

(3) 3~6 个月后可随访骨显像。极少数患者治疗后骨转移灶缩小或消失,病情缓解。

7. 反跳痛或闪烁(flare)现象

5%~10%的患者可有反跳痛,即给予[153]Sm-EDTMP/或[89]SrCl$_2$ 后患者出现短暂的疼痛加重。一般 5~10 天发生,持续 2~4 天,通常预示有好的疗效。

8. 重复治疗

(1) 首先观察患者的血液情况。

(2) 时间间隔大于一个疗程,即至少 3 个月。

(3) 一些初次治疗无效者在重复治疗后可能有效。

9. [89]SrCl$_2$ 与[153]Sm-EDTMP 的比较

(1) [89]SrCl$_2$ 有经济条件,不便多次到医院治疗患者为首选。优点:纯 β 射线,辐射剂量小,对周围亲人、医护人员、病友影响小,便于病房治疗;半衰期长,疗效达 3~6 个月,减少到医院治疗次数。缺点:价格高,不能同时骨显像。

(2) [153]Sm-EDTMP   经济条件有限,病情较重患者可选之。优点:[153]Sm 发射 β、γ 射线,可同时骨显像,便于疗效观测;价格便宜;半衰期短,一次可给予大剂量,疗效出现早。缺点:疗效短,1 个月重复 1 次,连续 3~6 次为一个疗程;γ 射线对周围人群有辐射影响。

10. 与放疗、化疗的关系

(1) 广泛多发的骨转移灶首选[89]SrCl$_2$(或)[153]Sm-EDTMP,其可辅助放疗,延缓疾病进展,减少新疼痛部位的发生和进一步放疗的需求。

(2) [89]SrCl$_2$(或)[153]Sm-EDTMP 与化疗同时使用应慎重。

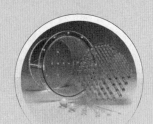

第五章

核医学显像报告要素

第一节 SPECT/CT 报告要素

一、概述

诊断报告是对核医学显像及 SPECT/CT 融合图像显像全过程所获得信息的高度概括、整合与总结,是对临床申请医师关注问题的书面回答。诊断报告应以简洁的文字,清晰、准确地描述影像所见。规范的语言和翔实的内容是确保诊断报告可读性的必要前提。

基于常规核医学显像基础上的融合图像诊断,涉及核医学与诊断 CT 或者定位 CT 的内容,充分分析图像中核医学与 CT 的各种征象并进行有效整合,是获得准确诊断的必要前提。目前,国内外尚没有 SPECT/CT 诊断报告的撰写格式与内容描述等方面的相关报道。上海市核医学质量控制中心在 2016 年版的《上海市核医学质控手册(试行版)》中对 SPECT/CT 临床应用诊断报告的基本内容进行了如下规范。

二、诊断报告的基本信息

诊断报告包括患者基本信息、影像所见和诊断结果 3 个部分,见表 5-1。

三、诊断报告书写格式

完整的诊断报告应当包括检查目的、临床病史、检查过程、检查所见、诊断结论几个部分。

1. 检查目的

首先明确临床医师申请检查的目的,在以下 5 个方面选择其一:①病因查找;②疑似病变排查;③病变动态评价;④术前评估;⑤疗效评价。

表 5-1　SPECT/CT 诊断报告的基本信息与要求

基本信息内容	要求程度
患者信息	
检查医院及科室名称	要求
姓名、性别、年龄	要求
检查日期、门诊或住院号	要求
身高、体重，相关病史	推荐
临床诊断、检查目的、申请医师、报告医师	要求
采集参数	
身份识别号（影像号等）	推荐
检查方法、药物种类、给药剂量与途径	要求
检查体位（仰卧、俯卧）与时间	要求
SPECT/CT 检查部位	要求
CT 扫描参数	要求
影像描述	
平面显像或者 SPECT 图像的描述	
图像质量评估	要求
总体放射性分布的描述	要求
病灶部位放射性分布的描述	要求
进行 SPECT/CT 检查的理由与部位	要求
SPECT/CT 检查部位的描述	
融合图像的质量评估（SPECT、CT 及融合图像）	要求
病变的确切定位	要求
病灶部位 CT 征象的描述，病灶及其边缘的性状，CT 值测定等	推荐
毗邻结构的改变	可选
SPECT 及融合图像上放射性分布	要求
与既往检查的对比动态变化的描述	要求
总体质量评估	要求
结论	
正常/异常/不确定	要求
与前次检查的对比分析	要求
报告日期、时间、签名	要求

2. 临床病史

简要的临床病史应当包括患者的年龄、性别、种族、职业等；体质信息包括身高、体重等；还要描述患者的临床表现，如疼痛部位、疼痛程度及疼痛的时间等，描述患者所接受的治疗方法及距离检查的时间等，以及治疗后症状改善的情况。对诊断具有决定性意义的症状，强烈建议查体确认。

3. 影像所见

首先评估图像质量是否可信。图像质量直接影响诊断的准确性，各种伪影是导致误诊的重要原因。评估的关键指标包括：检查过程中患者有无位移及位移的程度；是否存在高放射性聚集灶对毗邻结构的影响；CT 图像评估，如是否具有伪影，定位参照信息如何等；SPECT 与 CT 图像的配准精度。

平面显像或者 SPECT 图像的描述。具体内容包括：放射性分布的情况，双侧分布对称与否。放射性异常分布部位的解剖位置、表现为放射性异常分布的类型(浓聚与稀疏或者两者兼而有之);对于经查体确认具有局部症状的特殊部位,即使没有放射性异常分布,也应给予特殊说明。另外,动态或多时相检查描述放射性分布的变化与时间的关系;断层检查写明病变累及的部位和范围;定量或半定量检查列出器官或病灶摄取放射性的定量或半定量指标及结果;介入性检查描述介入前后放射性分布的变化。其他需要描述或说明的内容包括非靶区组织的异常发现、强迫体位、放射性污染等。

SPECT/CT 融合图像的描述。确定 SPECT 与 CT 扫描的范围,病变的确切解剖部位。病变部位放射性聚集的范围程度,与平面图像对比是否一致,不一致者应予以详细说明其原因。发现平面没有显示病变的描述,包括放射性异常聚集程度与周围毗邻组织相同病灶的CT 图像表现,平面显像没有发现病灶的 SPECT 与 CT 表现,说明平面显像没有显示的原因。全身平面显像没有放射性异常分布,但是根据其局部症状进行 SPECT/CT 融合图像检查部位的细节描述。融合图像检查部位除所要观察的靶器官外,所显示周围毗邻组织的SPECT 与 CT 表现。

进行疗效评估与动态观察者,详细描述多次检查后同一病灶的动态变化情况以及整体情况的动态变化状况。

4. 结论

结论是诊断报告最为重要部分。结论必须清楚表达该项检查的结果是正常还是异常。结论应使用简洁、明了的语句,尽可能避免使用"可能正常"、"可能异常"和"可疑的"等语句;对于确实无法明确诊断的病例需要使用这些语句时,要说明其原因:是技术因素还是患者的特殊原因。有一小部分的患者其最后的诊断是可疑的,但不超过 10%。

尤其值得注意的是综合分析全身平面显像和局部 SPECT/CT 融合图像检查,提示病变性质越具体越好。

分析全身平面显像及融合图像与临床症状的相关性;并与以往的检查进行对比。最后回答临床申请此次检查的目的和要求,即报告的第一部分所罗列的问题。

第二节　^{18}F‑FDG PET/CT 肿瘤显像报告要素

一、报告识别的一般信息

一般信息包括患者姓名、性别、年龄(或出生年月)、科别、住院号(病历号)、病房及床号、检查号、临床诊断、检查日期、体重、身高、血糖值、联系方式、报告医师和审核医师签名、报告日期和时间等。

二、临床病史

除上述受检者个人的必备基本信息外,还应包括如下 3 个方面的基本信息。

1. 检查目的(适应证)

PET/CT 检查的适应证主要分类为诊断、基线初始分期、再分期或疗效监测。

2. 相关病史

临床病史描述应包含能影响检查结果判读的重要相关病史。最常见的信息是病理学结果、以往或正在进行的治疗、相关外科手术史、糖尿病史、感染史,以及可能干扰判读结果的系统性疾病等。

3. 其他需要说明的情况

如果上面两部分没有提及,那么必须借助恰当的专业术语说明 PET 检查的目的,如:"胸部 CT 发现性质不确定结节,PET/CT 检查评估孤立性肺结节"等。应小结有关诊断检查和先前的成像结果。

三、PET/CT 检查方法和采集程序

1. 放射性药物

列出放射性药物名称、剂量、注射途径、注射部位和注射时间。

2. 扫描范围和患者体位

不管 PET/CT 扫描被预设为区域扫描(颅底至大腿中部),还是真正意义的全身扫描(颅顶至脚底),均应使用适当的解剖术语描述实际的轴向扫描范围。如果不标准,患者的体位(仰卧或俯卧)和手臂的位置(升高或两侧)也应说明。

3. 间隔时间

必须描述放射性药物注射到扫描之间的确切间隔时间,大多数情况下在 $60 \sim 90$ min 这个适当的范围内,如果间隔时间比正常长或短,必须予以说明,例如延迟相扫描等。

4. 血清葡萄糖测定

患者进行 ^{18}F - FDG - PET 或 PET/CT 的检查,必需进行血糖检测,这个血糖测量结果应包括在报告中。除了它与本次扫描结果判读有关,而且在随访扫描时,不同的血糖水平可能对 SUV 产生影响。

5. 药物和介入

在检查过程中服用了药物如抗焦虑药、呋塞米(速尿)等,应描述该药物的种类、剂量和使用方法等。任何介入措施作为检查过程的一部分也需要说明,如安置导尿管。如果静脉注射造影剂前口服了预处理药物则应给予说明。

6. 其他详细资料

与标准 PET/CT 采集方案不一致时均应给予说明,如肺结节的胸部延迟显像、可疑脑部疾病的特殊脑显像和特定的显像等。

7. CT 检查方法

在报告中说明是否使用了造影剂。如使用,应描述使用途径、造影剂的类型和剂量。CT 扫描使用的诊断 CT 或非诊断 CT 模式应在报告中明确。CT 扫描所用管电压、管电流及扫描层厚等信息建议在报告中说明。

8. 其他注意事项

关于造影剂不良反应,包括症状、体征和治疗,对患者采取的特殊措施(如吸氧、静脉输

液),与标准采集程序差异较大的干预措施等均应在正式报告中说明。

四、报告书写

(1) 书写顺序　有两种主要的 PET/CT 报告模式,分别为"按重要性排序"和"按解剖部位排序"。最好的报告方式是整个报告根据解剖区域(如头颈部、胸部、腹部和盆腔、骨骼与肌肉)顺序组织,而同一器官阳性描述在前,阴性描述在后。

(2) 图像质量评价　高质量的图像应基本信息显示正确,图像对比度、清晰度良好,无伪影,符合诊断要求。图像质量受多种因素影响,例如由于运动伪影、示踪剂的异常生物分布[^{18}F-FDG 积聚于肌肉和(或)棕色脂肪,以及排卵周期的功能性变化]、示踪剂注射部位渗透或高血糖症。CT 相关的伪影也应提及,如金属伪影。另外,当患者大的体型影响检查质量时,均应加以描述。

(3) 详细描述^{18}F-FDG 异常摄取的部位、范围和强度[SUV 和(或)SUL]　描述 CT 检查中的相关发现,以及与^{18}F-FDG 摄取的关系。明确病变的位置、形态、大小、数目、密度、邻近器官和组织的改变及显像剂摄取程度。^{18}F-FDG 摄取应当采用轻度、中度或重度来描述[与参照组织比照,计算 SUVmax 和(或)SUVmean]、范围等,必要时观察非衰减校正图像。

(4) 一些未见^{18}F-FDG 摄取但 CT 发现异常的部位亦应予描述　如:无^{18}F-FDG 摄取的肺部病变(如肺气肿、气胸、代谢阴性肺结节)、心室肥大、肾上腺结节、肾结石、胆结石、前列腺肥大、卵巢囊肿、子宫肌瘤、先天畸形等。

(5) 病灶大小以 CT 检查测量的数据为准,病灶在 CT 扫描图像显示不清晰时,可测量^{18}F-FDG 的摄取范围来描述病灶大小。

(6) 疾病分类建议用 ICCD-10 分类,并尽可能做到影像学诊断的"四定",即定位、定性、定量和定期(TNM 分期)。

(7) 复查者或延迟显像要与其上次或早期 PET/CT 图像做比较。必要时,还要与其他影像检查结果进行比较。

(8) 建议必要时指出影响 PET/CT 检查敏感性和特异性的混杂因素,如细小病变(部分容积效应)、炎症改变、肌肉活动、注射时的高糖血症水平等。

(9) 结论或诊断　①简明扼要;②回答临床问题;③尽可能作出明确诊断;④必要时给予鉴别诊断的提示。对于在检查中发现异常的病变,结论开头部分就应表明。对于治疗后随访的 PET 检查,结论要同时说明与上次检查相比,描述代谢及解剖上的改变。对诊断不明确者,需提出进一步检查的建议意见或建议随访。

(10) 报告的审核与签发　报告者的医师资格应符合有关规定;三级医院由副高或以上职称医师进行复核。

五、附加说明

建议提供的报告应考虑包括以下相关方面。

(1) 分期的局限性　每一个诊断检查都有一个阈值。依据治疗的应用(以优化诊断的准确性或根据治疗意图），使用的阈值可能会有所改变。

（2）不确定病变与不确定性的处理　如果更好的病变特性描述将进一步影响患者的处理，不确定的病变应由临床和放射学医师讨论和（或）多学科审核。解决不确定性的选择是讨论、进一步调查、干预和主动监测（观察和等待）。

（3）多学科团队会议　多学科团队会议允许在个体化治疗计划之前用团队方式考虑和评估疾病的各方面。应该可能在一个多学科会议上审查所有相关的检查，尤其是当临床和影像学检查结果存在矛盾或其他诊断不确定时。在会议期间，应记录讨论的结果，并指出差异。必要的话，将讨论记录作为成像报告的附录。如需要另外的检查，应尽快安排。放射科医生或核医学专家参与报告是必不可少的。

（4）治疗后的患者或随访研究的成像　报告的格式应该反映基线时的情况。随访研究报告必须包括关于新的明确病灶检测的陈述，这意味着疾病代谢的进展。此外，疾病变化的方向、不确定的病变和混合反应均应描述，与其他检查结果不符可能反映了不同的病理学类型，应予以说明。

第三节　DXA检测诊断报告要素

1. 单位名称
2. DXA检查编号
3. 患者基本信息

患者基本信息：①姓名；②性别；③年龄；④危险因素，包括饮酒、软饮料等；⑤种族；⑥患者来源信息（如门诊号或住院号、床位号等）；⑦是否绝经及绝经年龄；⑧检查部位信息；⑨身体测量参数（身高、体重）；⑩临床诊断或进行DXA检查的适应证。

4. 患者简要病史

简要描述患者症状和体征；既往史，有无非创伤性骨折病史、脊椎手术史、髋关节手术史、关节炎、肝炎、帕金森病、癫痫等病史，既往用药史（如激素、乳腺癌术后药物治疗史）等。

5. DXA测量仪器信息

检查仪器的制造商及型号、分析软件版本信息、DXA扫描时间。

6. DXA测量结果信息

（1）首次DXA检查——在DXA测量结果部分中应当包括的内容

1）首先评估此次检查扫描图像的质量是否符合标准要求及有无技术缺陷，如腰椎影像清晰，椎体标记正确，影像未见骨折或明显变形改变等。诊断技师/医师应当参照ISCD指南和各DXA厂家机器操作手册对DXA扫描影像进行质量控制评估，合格影像应符合如下标准。

评估腰椎DXA测量合格标准如下：

腰椎正位扫描体位的摆放：患者置于检查床中央；患者中轴线与扫描仪中轴线一致；患者腿抬高置于摆位装置上；有的设备有纠正体位的程序设置。腰椎正位的理想影像包括四大要素:腰椎居中;腰椎垂直,不倾斜;两侧髂嵴可见;扫描范围完整,包括第 5 腰椎(L5)中部至第 12 胸椎(T12)中部。

正确的腰椎分析应符合如下条件:椎间标志应位于椎间隙之间,椎体边缘不应有骨结构外的组织,腰椎测量扫描影像上无体外异物伪影,直方图有助于椎间隙的定位,调整椎间隙的位置会影响 BMD 结果。

评估髋部 DXA 测量扫描合格标准为:

髋部定位将足置于固定装置上,内旋全腿至特定的角度,股骨干的长轴应与扫描台的长轴平行。小转子为后方结构,小转子的大小可作为 DXA 股骨旋转的角度判断的最好指标。BMD 受股骨近端旋转角度和股骨颈 ROI 定位的影响。内旋或外旋可引起 BMD 的增高。股骨旋转的重复性好坏对 BMD 随访尤其重要。

髋部定位错误的影像包括:股骨干倾斜如外展或内收;下肢未旋转如小转子显示过大等。髋部扫描分析应注意:定位是否正确。核实髋部是否可以测量,如假体、融合、关节炎或骨折均不宜测量。目测骨边缘是否准确。股骨颈的 ROI 不应包括大转子。尽可能不含坐骨。

2) 如果有某些特定部位或者感兴趣区是无效的或者不包括在报告内的情况,则需要说明原因,如"因左侧髋部旋转较差,DXA 测量数据无法用于诊断"。

3) DXA 扫描骨骼的部位(必要时需注明在身体的哪一侧)和感兴趣区域,如"常规选取左侧股骨近端(股骨颈、全髋关节)进行测量"。

4) 用于诊断的 DXA 测量部位骨密度值(用 g/cm^2 表示)。

5) 被选取用于诊断的测量部位的 T 值和(或)Z 值,以及用于计算 T 值和(或)Z 值的数据库类型。

(2) 随访 DXA 检查　确定为在同一台 DXA 仪器上进行的随访,并在首次 DXA 报告内容的基础上增加以下部分。

1)说明用于对比首次扫描的测量部位和感兴趣区的位置。

2) 说明骨密度值对比结果是否具有显著性差异以及本单位该 DXA 设备的最小显著变化值(LSC)如"与本次检查骨密度测量结果比较,患者正位第 1~4 腰椎部位骨密度有显著升高,本仪器测量该部位骨密度的 LSC 为 $0.010\ g/cm^2$"。

3) 如果首次扫描和随访扫描结果有显著性变化,则应报告其测量值的变化程度或者变化的百分率,如"左侧股骨近端度升高 $0.089\ g/cm^2$,约 7%"。

4) 推荐进行骨密度复查的必要性及预约下次检查时间。

7. DXA 报告的分析和建议

报告医生/技师在撰写 DXA 报告时应对骨密度测量结果进行细致分析,判断测量操作是否满足扫描要求,并选取合适的测量部位或者感兴趣区进行诊断,依据 DXA 检测结果结合患者的临床信息给出相关建议,根据所检查的内容,报告应当包括以下内容。

(1) 依据骨密度测量结果和相关《指南》得出的当前诊断,如基于第 1~4 腰椎 T 值,根据 WHO 标准和 ISCD 专家共识诊断为骨质疏松症。

(2) 如果有的骨密度检测中心有条件,加上以下分析,则更符合骨密度检测报告要求。

1) 依据 VFA 显像诊断椎体骨折,如 VFA 显像未发现异常,患者无椎体骨折病史,无显著高度减低提示不存在椎体骨折。

2）应用 FRAX™ 对低骨量患者进行 10 年骨折风险预测，如患者 10 年内发生髋部骨折的风险性为 3.3%；发生主要部位的骨质疏松骨折的风险性为 28%。

（3）与前一次检查结果的对比，如与最近一次骨密度报告（××××年×月×日）结果比较，患者××部位骨密度有显著（升高或降低），本仪器测量××部位骨密度的 LSC 为×××g/cm²，骨密度（升高或降低）×××g/cm²，约××%。

（4）药物治疗的建议，如根据骨质疏松症诊断和 FRAX™ 10 年髋部和主要骨质疏松骨折风险预测，建议进行药物干预治疗，或根据此次骨密度测量结果较前次检查（有明显升高或未见有显著降低），建议继续原药物方案治疗，定期（具体时间）复查。

（5）随访骨密度检查，如果开始接受药物干预治疗，那么建议 1 年后复查。

8．报告医生和操作技师信息

报告上应注明报告医生和操作技师的完整姓名，报告时间，DXA 检测中心的电话和详细地址等。

9．报告审核和签发

报告应由具备主治医师以上或获得 ISCD 临床医师资格证书的医师审核后签名发出。两人签名。

10．报告保存

应指定专人按相关规定时限对 DXA 骨密度报告和相关的影像资料进行保存。建议除在 PACS 服务器和在 DXA 仪的操作电脑上保存外，另外备份相关数据以防资料丢失。诊断报告应至少保存 15 年，报告可以采用电子版格式进行保存。

11．术语规范

（1）DXA：不要写成 DEXA。

（2）T 值：英文表示为：T-score；不是 T 分数、t 值或 t 分数。

（3）Z 值：英文表示为：Z-score；不是 Z 分数、z 值或 z 分数。

（4）DXA 结果表示要遵循小数保留原则，见表 5-2。

表 5-2　DXA 数值结果小数保留原则

	小数点位数	举例		小数点位数	举例
骨密度值	3	0.965 g/cm²	骨矿含量	2	36.56 g
T 值	1	−2.5	面积	2	25.65 cm²
Z 值	1	1.5	参考数据（%）	整数	75%

（5）DXA 报告结论不能出现的描述

1）不能根据部位分别进行诊断（如髋部低骨量、腰椎骨质疏松）。

2）不能有如此表达——患者年龄不及 70 岁时说："她有相当于 70 岁的骨量"。

3）不能报告目前技术不认可的部位的测量结果。

4）没有精确误差和 LSC，不能报告骨密度发生变化。

5）除非两次测量的比较结果显示有显著的骨丢失，否则不能说骨丢失。

6) 不能出现轻、中、重度低骨量或骨质疏松症的诊断。——严重或老年性骨质疏松症的诊断是可以的,是指绝经后妇女 T 值≤−2.5 并有脆性骨折史的患者。

第四节　知情同意书

一、^{131}I 治疗甲亢知情同意书

××××医院/单位名称

姓名_____　性别_____　年龄_____　身份证号_____

门诊号_____　住院号_____　　　　核医学科编号_____

联系方式(电话)_____　　　　临床诊断_____

　　甲状腺功能亢进(简称甲亢)治疗方法有抗甲状腺药物治疗、^{131}I 治疗、手术治疗 3 种,结合目前的病情综合分析可以选用^{131}I 治疗。该方法安全有效,但因其具有放射性的相关特点、患者个体差异及某些不可预料的因素,在治疗过程中或者治疗后可能发生并发症或不良后果。为保护您的知情权利,现告知如下,请您在同意治疗之前仔细阅读以下事项,并根据自愿作出选择。

　　1. 治疗后可能发生的情况

　　(1) 一次缓解率为 50%～80%。但有明显个体差异,少数患者根据病情需要进行多次治疗。

　　(2) 服药后 2～3 周内症状可能加重,个别患者可能发生甲状腺危象,一旦出现高热、心动过速、呕吐、腹泻甚至休克、昏迷等危重情况时,应立即就近诊治。

　　(3) 部分患者可能发生甲状腺功能减退(简称甲减),甲减分为暂时性和永久性,永久性甲减需要长期(或终身)服用甲状腺激素替代治疗。

　　(4) 突眼程度与甲亢病情轻重无关,可出现在治疗前或治疗后。少数患者即使经治疗控制甲亢后仍可发生突眼或突眼加重,建议^{131}I 治疗期间戒烟,出现突眼加重及时就诊。

　　(5) 少数患者由于病程长、甲亢控制不好或反复发作,可能存在隐性心脏损害,极少数患者可能出现无法预料和防范的严重突发事件,如心肌梗死、猝死等,建议^{131}I 治疗期间患者及其家属密切注意病情变化,出现不适时尽快就诊。

　　(6) 其他无法预料或不能防范的不良后果。

　　2. 治疗注意事项

　　(1) 口服^{131}I 前后至少禁食 2 h,服药后应适量饮水。

　　(2) 按医嘱服用药物,忌食含碘食物和辛辣食物至少 1 个月,不要挤压甲状腺,注意休息,避免受凉、发热、劳累及精神刺激等诱发因素。

　　(3) 育龄期女性患者治疗前必须确认未怀孕及哺乳;治疗后 2 周内避免与婴幼儿密切接

触;育龄期患者^{131}I治疗后半年内注意避孕。

(4) 治疗后应遵医嘱定期门诊复查。

医师签名:

日期: 年 月 日 时

以上内容由医院提供,医师已详细告知上述内容,我已阅读并理解,对医师详细告知的各种风险和注意事项完全知情。经慎重考虑后意见如下:

我_____(同意/不同意)接受^{131}I治疗。

注:下划线处的内容由患者(或全体近亲属)亲自填写

患者(或全体近亲属)签名:

日期: 年 月 日 时

二、"碘-131 治疗甲状腺癌"知情同意书

××××医院/单位名称

患者姓名: 性别: 年龄: 门诊号/住院号:

临床诊断: 病室/床号:

证件名称及号码: 联系方式(电话):

谈话医生: 谈话时间: 谈话地点:

放射性核素碘-131 为甲状腺癌手术后的主要治疗手段之一。在您决定接受该治疗之前,了解相关信息十分必要,请您务必认真阅读以下有关碘-131 治疗可能会出现的不良反应、并发症及注意事项等内容。

1. 不良反应与并发症

总体上比较轻微,大部分患者服用碘-131 后并无明显不适,乏力、食欲和睡眠欠佳等不适症状,可能与治疗前停服甲状腺激素导致的甲状腺功能减退有关,仅部分患者碘-131 治疗后可能出现以下不良反应或并发症。

(1) 治疗前停服甲状腺激素导致的甲状腺功能水平低下,可伴有乏力、食欲和睡眠欠佳等不适症状。

(2) 经碘-131 治疗后,所有手术后残留的正常甲状腺组织的功能将被去除。

(3) 口服碘-131 治疗后 1~2 周内,可能出现颈部轻微疼痛和肿胀,术后甲状腺残留较多者,疼痛肿胀可能较为明显,极个别严重者可能出现呼吸困难或窒息;可能出现唾液腺疼痛肿胀、味觉减退,多次治疗者可能出现唾液腺功能永久性受损,导致持续口干;可能出现轻度上腹部不适、食欲欠佳、消化不良、腹胀等,但一般不会出现恶心、呕吐;可能出现一过性血尿或尿痛等。

(4) 肺转移碘-131 治疗后,极个别患者可能出现咯血或呼吸困难;青少年弥漫性肺转移者经多次碘-131 治疗后可能出现肺纤维化,但成年人极少出现。

(5) 骨骼转移灶经碘-131 治疗后短期内可能出现转移灶部位疼痛加重,脊柱骨转移伴椎体骨质破坏明显者,或伴有侵犯和压迫脊髓者,碘-131 治疗后可能导致症状加重,甚至

瘫痪。

(6) 碘-131 治疗后可能导致一过性白细胞、血小板下降；多次碘-131 治疗后，尤其是全身广泛转移者多次碘-131 治疗后，可能出现骨髓抑制现象。

(7) 其他可能出现的不可预见的不良反应和并发症。

2. 注意事项

(1) 口服碘-131 前、后应各禁食 2 h 以上，但可以正常饮水。

(2) 服用碘-131 后 1 周内建议分餐以免唾液等污染食物和餐具，适当多饮水并勤排小便，建议使用坐便器以免尿液溅出造成污染，便后冲洗坐便器 2 次以上。

(3) 服用碘-131 后 4 周内应注意休息，并与婴幼儿、儿童、青少年和孕妇隔离，勿与成年人密切接触（建议与他人保持 2 m 以上的距离，并注意缩短接触时间），不去公共场所或人群密集场所。

(4) 服用碘-131 1~2 天后，一般应恢复服用甲状腺激素（如优甲乐），且 4~6 周后应到我科门诊复查，以监测和调整甲状腺激素的服用剂量，并遵医嘱，定期到我科门诊复查和随访。

(5) 平时正常饮食并注意休息和营养，少食用含碘丰富的食物（如海产品等）和药物即可。

(6) 妊娠和哺乳期女性不能进行碘-131 治疗。育龄妇女碘-131 治疗前应确认自己未怀孕，如无法确定，必须告诉医生。经碘-131 治疗后临床治愈者，避孕一年后方可考虑生育。

3. 替代方案

体外放疗、化疗、中医药治疗等，已向患者或代理人说明和告知。

以下签名表明我本人或我的代理人已经认真阅读上述内容，已知晓碘-131 治疗甲状腺癌可能出现的不良反应、并发症以及需要注意的相关事项，并同意选择碘-131 治疗。

患者或代理人意见：

患者签名：　　　　　　　　　　　　　　　　　年　　月　　日

代理人签名：　　　与患者关系：　　　　　　　年　　月　　日

谈话医师签名：　　　　　　　　　　　　　　　年　　月　　日

（本知情同意书参考上海市第六人民医院核医学科所用版本，感谢供稿）

三、心肌负荷显像知情同意书

核医学科心肌负荷试验检查知情同意书

患者姓名　　　年龄　　　性别　　　核医学病案号

住院号　　　病区　　　床号　　　临床诊断

会谈医师　　　会谈时间　　　会谈地点

根据您的临床医生的要求，拟对您进行心肌负荷试验下血流灌注显像，以下是对于心肌负荷实验检查的说明事项及检查中可能发生的问题。

(1) 不需要空腹，请适当进食早餐。

（2）高血压病患者，请服用降压药，避免血压过高影响负荷试验结果。

（3）请带好门诊病历或住院病历，详细回答医生对您既往及现在病情的询问。

（4）药物负荷试验或踏车运动试验，均为大运动量多级诱发试验，同样具有一定的心脏意外事件发生率。据资料报道，发生率约为万分之一。

（5）您在实验过程中如有任何不适，请立即告知工作人员。

（6）我科具有应急预案与措施，现场有医生监护负荷全过程，尽可能减少/避免意外的发生。

除心肌负荷检查外，其他检查心脏血管或心肌功能的检查有：运动心电图、心脏超声、冠状动脉造影等。心肌负荷检查有药物负荷和运动负荷，其各自的利弊您可以向谈话医生进行详细咨询。

以上情况特对您告知，如您有不清楚之处，请向谈话医生询问。现向您征询对您进行心肌负荷试验检查的意见（同意检查或不同意检查）：_____

患者或法定代理人签名_____（法定代理人与患者关系_____）

日期：_____年_____月_____日

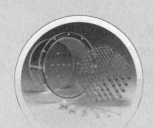

第六章

体外免疫分析的质量控制

第一节 概述和定义

一、概述

　　中华人民共和国国家质量监督检验检疫总局和中国国家标准化管理委员会于 2006 年 9 月联合发布了国家标准《临床实验室定量测定室内质量控制指南》(GB/T 20468—2006)。国家卫生计生委于 2013 年 6 月 3 日发布了 WS/T 414—2013 和 WS/T 415—2013 两个国家卫生行业标准,分别规定了室间质量评价结果在改进临床实验室工作中的应用和临床检验项目无室间质量评价时进行检测结果评估的方法。中国合格评定国家认可委员会(CNAS)于 2013 年 11 月 22 日发布了《医学实验室质量和能力认可准则》(CNAS - CL02,等同采用 ISO 15189:2012),并于 2014 年 11 月 1 日开始实施。这些标准均是我们进行体外标记免疫分析质量控制和实验室管理的重要依据。

　　ISO 15189:2012 主要内容涵盖了管理要求和技术要求两大方面:①管理要求:包括组织和管理、质量管理体系、文件控制、合同的评审、委托实验室的检验、外部服务和供应、咨询服务、抱怨的解决、不符合项的识别和控制、纠正措施、预防措施、持续改进、质量和技术记录、内部审核和管理评审。②技术要求:包括人员、设施和环境条件、实验室设备、检验前程序、检验程序、检验程序的质量保证、检验后程序和结果报告。医学实验室的认可精髓为检验流程管理、持续改进等。检验流程管理又可分为分析前、分析中和分析后管理。

二、术语和定义

　　1. 质量控制(quality control)
　　用于满足和验证质量要求的操作技术和活动。

2. 偏倚(bias)

试验结果偏离可接受参考值的系统偏离(带有正负号)。

3. 质量控制策略(quality control strategy)

质控品种类、每种检测频次、放置的位置,以及用于质控数据解释和确定分析批是在控还是失控的规则。

4. 随机误差(random error)

测量结果与在重复性条件下对同一被测量进行无限多次测量所得结果的平均值之差。

5. 系统误差(systematic error)

在重复性条件下,对同一被测量进行无限多次测量所得结果的平均值与被测量的真值之差。

6. 可报告范围(reportable range)

在仪器、试剂盒或系统的测定响应之间的关系,显示是有效的期间内试验值范围。

7. 标准差(standard deviation)

观察值或测定结果中不精密度的统计度量。变异性/离散的度量是总体方差的正平方根。

8. 分析物(analyte)

以可测量的名称表示的组分。

9. 校准物(calibration material)/校准品(calibrator)

具有在校准函数中用作独立变量值的参考物质。

10. 基质效应(matrix effect)

独立于被测物质存在的对测量和可测量数值产生影响的样品特性。

11. 灵敏度(sensitivity)

测量系统的示值变化除以相应的被测量值变化所得的商。在质量控制中,是指质量控制系统检测误差的能力。在定性试验中,是指试验方法获得阳性结果的能力。

12. 特异性(specificity)

在出现干扰现象(影响量)时,试验或检测程序能够正确地识别或定量确定某一实体物质的能力。在质量控制中,是指当特定原因变异确实不存在时,质量控制系统能够指出特定原因变异不存在的概率。

13. 精密度(precision)

在规定条件下,相互独立的测量结果间的一致程度。精密度通常不以数值表示,但在定量上以不精密度(imprecision)表示,即用一组重复测量结果的标准差(SD)或变异系数(CV)表示。

14. 正确度(trueness)

无穷多次重复测量的测量值的平均值与一个参考量值之间的一致程度。

15. 特定原因变异(special cause variation)

检测过程以外的变异;又称为"可确定原因变异性"或者"过程误差"。特定原因变异的来源包括干扰、操作误差、仪器故障以及试剂变质。

16. 被测量(measurand)

作为测量对象的特定量。

17. 确认(validation)

通过提供客观证据对特定的预期用途或应用要求已得到满足的认定。

18. 笔误(clerical error)

由于不正确抄写或报告方法的不适当导致室间质量评价结果不合格。

19. 纠正措施(corrective action)

为消除已发现的不合格或其他不期望情况的原因所采取的措施。

20. 靶值(target value)

定量试验排除异常值后(排除平均数加减 3 倍标准差)所有参加结果的平均数或美国临床和实验室标准化研究院(CLSI)的临床检验国家参考系统(NRSCL)可接受的决定性或参考方法建立的平均数。

21. 在控

质控结果在控制限内。

22. 失控

质控结果在控制限外。

23. 假失控概率

当测定操作正确进行,除了方法的固有误差外,在没有其他误差加入情况下如果质控过程出现失控信号,称为"假失控",假失控出现的概率称为假失控概率。

第二节　分析前质量控制

根据 ISO 15189:2012 的定义,"分析前"是指按照时间顺序,从临床医师开出医嘱(申请单)开始,到分析检验程序启动时一段时间过程,包括申请、患者准备、原始样品采集、标本保存、送到实验室并在实验内传输等步骤。这是目前实验室标记免疫分析质量的一个薄弱环节,也是导致总误差的一个重要原因。各实验室宜应加强这一过程的可控性,制定有关措施。

一、标本的正确收集及处理

检验申请单中应包含患者详细的信息,因这一阶段影响因素比较复杂,其质量受到诸多方面的影响,如药物、采集标本的时间,以及女性患者激素(E_2、FSH、LH、P)等在不同时间段生理的变异等。一般采血时间以早晨空腹为宜,需经常复检者应尽量固定每次采血时间。具有昼夜节律性的激素应注明采血时间,如 ACTH、PRL、睾酮等。

血清肿瘤标记物的检测结果用于辅助肿瘤的诊断、鉴别诊断、分期、疗效监测和预后判断,因此对检测的质量要求较为严格。除了少数酶的测定,对多数肿瘤标记物的检测而言,一般可在一天内的任何时间取血,不用任何抗凝剂,但应在 3 h 内离心分离和收集血清,避免溶血。前列腺按摩、前列腺穿刺、前列腺炎、射精、导尿、直肠指检和镜检等,会导致血清 PSA 的水平升高;肝、肾功能异常和胆道排泄不畅、胆汁瘀滞可造成 CEA、CA199、碱性磷酸酶(ALP)、γ-谷氨酰转移酶(γ-GT)、细胞因子等的含量增高;某些药物会影响肿瘤标记物的浓度,如抗雄激素治疗前列腺癌时可抑制 PSA 的产生,导致 PSA 的测定出现假阴性结果;唾液和汗液污染标本可使鳞状细胞癌抗原(SCCA)升高;腹膜穿刺会使 CA125 水平升高;红细胞和血小板中也存在神经元特异性烯醇化酶(NSE),如血标本溶血可使血液 NSE 浓度升高。采集标本时可能导致溶血的因素很多,如压脉带时间过久、注入样本管时力度过大、不适合的抗凝剂或不适合的比例。取血前和取血时,应避免受上述因素的影响。

血清标本应保存于 4℃冰箱中,24 h 内测定;如在短期内(1～3 个月)测定,则应在−20℃保存;长期保存应置−70℃冰箱,并且标本应防止反复冻融。酶类和激素类待测物不稳定,易降解,应及时测定或低温保存。低温保存的血清标本,PSA 和 HCG 易解离,改变 TPSA 和FPSA 以及 HCG 和游离 β-HCG 的比值,如测定结果与临床不符,应重新取血测定。

二、误差质量控制简要清单

为了避免分析前错误,实验室须建立并执行与分析前对应的操作程序,参考 ISO15189:2012 列出一份减少分析前误差的清单,并指定专人审核,监测特定类型错误发生的频率并及时采取校正措施。清单应包括以下内容:使用文件化标准操作程序、文件化人员培训、被检者唯一识别码标记样本、确保正确的样本管和样本量、与工作人员沟通确保规范的样本转运过程和记录所有发生的误差并持续改进。

第三节　室内质量控制

一、质量控制的目的

质量控制方法是用于监测检验方法的分析性能,警告检验人员存在的问题。质量控制一般通过检测质控品来实行。根据统计量判断检验结果的质量,是否需要做系统的纠正,患者检验结果是否可接受。

室内质量控制主要是控制每次检测的重复性,即精密度;通过对常规工作进行质量控制,监测测定方法或检测系统的稳定性,按规定的指标对每次测定的质量做出评估,并决定测定结果的取舍,以保证标记免疫分析的精密度和可比性,及时发现和克服造成误差的原因,提高检测的质量。为此,必须建立检测项目操作规程,完善标本采集、运输、接受与保存过程,严格检测报告核对签发制度,加强仪器与试剂的管理,严格工作分区、制订工作制度,对相关人员制订业务学习与培训计划,完善质量管理记录。

二、质量控制的计划

1. 规定质量要求

根据允许总误差规定质量要求。允许误差包括随机误差和系统误差,即方法的不精密度和偏倚。超过此限说明检验质量不可接受。

2. 确定方法性能

确定分析方法的关键指标:不精密度和偏倚。除了这两者外,还需了解方法的不稳定性,如:分析误差预期的类型、大小和产生的频率。

对质控品进行重复检测可求出不精密度。可以根据美国国家临床实验室标准委员会(NCCLS)EP5－A求出不精密度。

在实际工作中,可以测定值与室间质评/能力验证(PT)的均值作为偏倚的估计。

3. 制定质量控制策略

应确定:检测不同浓度质控品的种类及每种的次数;质控品放置的位置;选择的质控规则。

4. 预测质量控制的性能

质量控制性能的指标是指误差检出概率和假失控概率。可根据功效函数图预测不同质量控制规则在不同质控测定结果个数时的误差检出概率和假失控概率。

5. 设定质量控制的性能

根据预测出的不同质量控制规则的多种特性,结合临床要求和检验工作实际情况,可选定出合适的误差检出概率和假失控概率。

6. 选择合适的质量控制规则

基于功能函数图、临界误差图和操作过程规范图选择适当质量控制规则、质控品的测定数。

三、规定分析区间

1. 分析批

分析批是一个区间(如一段时间或测量样本量),预期在此区间内检测系统的准确度和精密度是稳定的。在检验工作中,每个分析批应检测质控品以评价该批次的性能。

2. 分析批长度

应对特定的分析系统规定适当的分析批长度。

厂家推荐批长度(manufacturer's recommended run length,MRRL):厂家应说明测定系统准确度和精密度稳定的时间或序列。

用户规定的批长度(user's defined run length,UDRL):用户除根据厂家推荐的批长度外,还应根据患者样本稳定性、患者样本数量、重复分析样本量、工作流程、操作人员素质确定分析批长度。UDRL 不应超过厂家推荐的批长度,除非用户具有足够的科学数据才能修改。

四、质控品

1. 应用

每一分析项目在用户规定的分析批长度(UDRL)内应检测质控品。

2. 质控品的选择

质控品是保证质量控制工作的重要物质基础。质控品的成分应与检测患者样本的基质相似或一样。根据质控品物理性状可有冻干质控品、液体质控品和混合血清等。根据有无测定值可分有定值质控品和非定值质控品。如果没有商品的质控品,实验室可以自制质控品。可根据各自的情况选用以下任何质控品作为室内质控品。但作为较理想的质控品至少应具备以下这些特性。

(1) 人血清基质,分布均匀。

(2) 无传染性。

(3) 添加剂和调制物的数量少。

(4) 瓶间变异性应小于分析系统的变异。

(5) 冻干品其复溶后稳定,2~8℃时不少于 24 h,−20℃时不少于 20 日。某些不稳定成分在复溶后前 4 h 的变异应<2%。

(6) 到实验室后的有效期应在 1 年以上。

3. 与校准品的关系

质控品不同于校准品。质控品绝不能作为校准品用。

4. 质控品中分析物的浓度

所选质控品的浓度应反映临床有意义的浓度范围的变异。

5. 质控品的正确使用与保存

在使用和保管质控品时应注意以下几个方面。

(1) 严格按质控品说明书操作。

(2) 冻干质控品的复溶要确保所用溶剂的质量。

(3) 冻干质控品复溶时所加溶剂的量要准确,并尽量保持每次加入量的一致性。

(4) 冻干质控品复溶时应轻轻摇匀,使内容物完全溶解,切忌剧烈振摇。

(5) 质控品应严格按使用说明书规定的方法保存,不使用超过保质期的质控品。

(6) 质控品要在与患者标本同样测定条件下进行测定。

五、质量控制的实际操作

1. 质量控制策略

实验室应规定:使用不同浓度的质控品种类;每个质控品测定次数;质控品的位置;决定分析结果可否接受的判断规则。

2. 质控品检测的频次

在每一个分析批长度内至少对质控品作一次检测。分析系统或试剂的厂商应推荐每个分析批使用质控品数量及放置位置。用户根据不同情况,可增加或减少质控品测定次数或改变放置位置。

3. 室内质控品浓度水平

在选择质控品浓度水平这个问题上,建议三级医院的临床标记免疫分析实验室,定量测定每批至少使用两个浓度水平的质控品。

4. 质控品的位置

用户应确定每批内质控品的位置,其原则是报告一批患者检测结果前,应对质控结果作出评价。质控品的位置应考虑分析方法的类型,可能产生的误差类型。例如,在用户规定批长度(UDRL)内,进行非连续样品检测,则质控品最好放在标本检验结束前,可检出偏倚;如将质控品平均分布于整个批内,可监测漂移;若随机插于患者标本中,可检出随机误差。在任何情况下,都应在报告患者检测结果前评价质量控制结果。

常规工作中将质量控制品放在标准品之后,得到的质控结果是对分析不精密度的不真实的估计,对批量标本检测时出现的偏倚或漂移无法作出估计。

5. 质量控制规则

(1) 质量控制规则的表示 用 A_L 方式表示质量控制规则,A 代表质量控制测定值个数,L 是从正态统计量得到的质量控制界限。例如,1_{3s} 质量控制规则是指当一个质量控制结果超出均值加减 3 倍标准差界限后,应采集措施。2_{2s} 质量控制规则是指在同一批检测的 2 个质量控制结果同时同方向超出均值加减两个标准差的界限,或者两次不同批的质控结果同方向超出均值 2 个标准差的界限。常用失控规则是 1_{3s} 和 2_{2s},其他还有 1_{2s}、R_{4s}、4_{1s}、$10_{\bar{x}}$ 等。

极差质量控制规则可表示为 R_L,R 是同批检测中两个质量控制结果的绝对差,L 是由正态统计量得到的界限。例,R_{4s} 质量控制规则是指在两个质量控制值之间的差值超过 4 个标准差,应采取措施。质量控制规则应设计成为可检出随机误差和系统误差。一般用 1_{3s} 和 R_{4s} 可检出随机误差,用 2_{2s} 或连续 4 个质量控制值超过了均值加减一个标准差的某一侧（4_{1S}），或有连续 7～12 个质控值在均值的同一侧（$7_{\bar{x}}$，$12_{\bar{x}}$），可检出系统误差。1_{3s} 规则亦可检出非常大的系统误差。应根据每个检测系统和临床目标去选择质控规则,应根据不同的检测系统和不同的临床需求选择不同的质量控制规则。

Westgard 多规则质量控制方法是一种选择两个或多个质量控制规则,以提高误差检出概率和降低假失控概率的方法。Westgard 多规则质量控制程序要求受控项目每次使用两个水平的质量控制品。如只使用一个水平的质量控制品,观察误差敏感性就差。

(2) 误差检出 质量控制方法应既能灵敏地检出分析误差(即具有较高的误差检出概率),又能特异地识别误差(即具有较低的假失控概率)。使用多规则方法可改善误差检出,同时具有低概率的假失控。

(3) 假失控 1_{2s} 规则可警告检测系统有倾向于失控的表现。但若依此作为失控规则,会造成过高的假失控的可能性(概率),因此,一般不将它作为失控规则,特别当质量控制品检测次数>1 时更应注意。

6. 质量控制图

以质量控制图形式表示质量控制结果,有助于对质量控制数据的解释。最常用的是

Levey-Jennings 质量控制图和 Z 分数图。将原始质量控制结果记录在质量控制图表上，保留打印的原始质量控制记录。

7. 设定质量控制界限

(1) 平均数和标准差　由均值和标准差计算出质控界限，表示实验室使用的分析方法对某质量控制品作分析具有的变异。例如，1_{3s} 质量控制规则的质控界限为均值加减 3 个标准差。

质量控制品的均值和标准差应建立在实验室常规使用方法对质量控制品重复测定的基础上。

(2) 定值质量控制品　若使用定值质量控制品，则使用说明书上的原有标定值只能作参考。应由实验室作重复测定来确定实际的均值和标准差。

(3) 新批号质量控制品均值的建立　新批号质量控制品的每个项目都应和现用的质量控制品作平行检测，最好是在不同天内至少作 20 瓶的检测。若无法从 20 日内得到 20 个数值，至少在 5 日内，每日作不少于 4 次重复检测来获得。

(4) 新批号质量控制品标准差的建立　若在相当长的时间内操作稳定，有大量质量控制数据，则由此确定的标准差估计值应可用于新批号。但对标准差估计值应定期重新评估。

若无较好的资料，则应重新作估计。最好是在 20 日得到至少 20 个数据。在以后能有较长的稳定操作的数据时，计算的估计值更好，用其替代前者。

(5) 累积值　由每个月质量控制数据对标准差的估计（对均值亦有一定影响）常因检测数的固有困难，造成月与月之间的变异较大（例如，由 20 个检测数估计标准差，它和标准差真值间的差异可达 30％；由 100 个检测数估计标准，估计值和真值的差异还要＞10％）。较好的估计是将较短时间周期内的质控数据累积起来，例如，累积 6 个月连续每月质量控制数据成为 6 个月累积值。要注意的是作为每个月周期的均值没有持续下降或上升的改变。

8. 失控情况处理及原因分析

(1) 失控情况　处理操作者在测定质量控制时，如发现质量控制数据违背了控制规则，应填写失控报告单，上交专业室主管（组长），由专业室主管（组长）做出是否发出与测定质控品相关的那批患者标本检验报告的决定。

(2) 失控原因分析　失控信号的出现受多种因素的影响，这些因素包括操作上的失误，试剂、校准物、质量控制品的失效，仪器维护不良以及采用的质控规则、控制限范围、一次测定的质控标本数等。失控信号一旦出现就意味着与测定质量控制品相关的那批患者标本报告可能作废。此时，首先要尽量查明导致的原因，然后再随机挑选出一定比例（例如 5％或 10％）的患者标本进行重新测定，最后根据既定标准判断先前测定结果是否可接受，对失控做出恰当的判断。对判断为真失控的情况，应该在重做质量控制结果在控以后，对相应的所有失控患者标本进行重新测定。如失控信号被判断为假失控时，常规测定报告可以按原先测定结果发出，不必重做。

当得到失控信号时，可以采用如下步骤寻找原因：

1）立即重新测定同一质控品。此步主要用以查明人为误差，每一步都认真仔细地操作，以查明质控的原因。另外，该步还可以查出偶然误差，如属偶然误差，则重测的结果应在允许范围内(在控)。如果重测结果仍不在允许范围,则可以进行下一步操作。

2)新开一瓶质控品,重测失控项目。如果新开的质控血清结果正常,那么原来那瓶质控血清可能过期或在室温放置时间过久而变质或者被污染。如果结果仍不在允许范围,则进行下一步。

3)进行仪器维护,重测失控项目。检查仪器状态,查明光源是否需要更换,比色杯是否需要清洗或更换,对仪器进行清洗等维护。另外还要检查试剂,此时可更换试剂以查明原因。如果结果仍不在允许范围,则进行下一步。

4)重新校准,重测失控项目。用新的校准液校准仪器,排除校准液的原因。

5)请专家帮助。如果上述步骤未能得到在控结果,可能是仪器或试剂的原因,只有和仪器或试剂厂家联系请求他们的技术支援了。

六、对室内质量控制数据进行实验室间比对

若多个实验室共用同一批号的质控品,可将报告结果组织一个实验室间比对计划。

由该计划的数据获得统计资料,用来确定:实验室内和实验室间的不精密度;实验室间同一方法组的偏倚;精密度和相对偏倚的分析和统计参数,与医学要求的关系。

作为实验室自我评估,相对于方法学组的偏倚及相对不精密度是有用的参数。对室内质量控制数据进行实验室间比对对完善室间质量评估提供了有效的补偿。因此,应鼓励实验室积极参与室内质控数据的实验室间比对计划。

七、室内质量控制数据的管理

1. 每月室内质量控制数据统计处理

每个月的月末,应对当月的所有质量控制数据进行汇总和统计处理,计算的内容至少应包括如下。

(1)当月每个测定项目原始质量控制数据的平均数、标准差和变异系数。

(2)当月每个测定项目除外失控数据后的平均数、标准差和变异系数。

(3)当月且以前每个测定项目所有质量控制数据的累积平均数、标准差和变异系数。

2. 每月室内质量控制数据的保存

每个月的月末,应将当月的所有质量控制数据汇总整理后存档保存,存档的质控数据包括:

(1)当月所有项目原始质控数据。

(2)当月所有项目质量控制数据的质量控制图。

(3)所有计算的数据(包括平均数、标准差、变异系数及累积的平均数、标准差、变异系数等)。

(4)当月的失控报告单(包括违背哪一项失控规则,失控原因,采取的纠正措施)。

3. 每月上报的质控数据图表

每个月的月末,将当月的所有质控数据汇总整理后,应将以下汇总表上报实验室负责人:

（1）当月所有测定项目质量控制数据汇总表。

（2）所有测定项目该月的失控情况汇总表。

4. 室内质量控制数据的周期性评估

每个月的月末，都要对当月室内质量控制数据的平均数、标准差、变异系数及累积平均数、标准差、变异系数进行评估，查看与以往各月的平均数之间、标准差之间、变异系数之间是否有明显不同。如果发现有显著性的变异，就要对质控图的均值、标准差进行修改，并要对质量控制方法重新进行设计。

第四节　室间质量评价

各实验室应在建立完整的内部质量管理制度基础上参加室间质量评价，通过参加室间评价的样品测定，从而了解自身检测结果与其他实验室的可比性，检测结果可比性的好坏是反映该实验室检测结果的准确度。

一、室间质量评价

1. 定义

室间质量评价（external quality assessment，EQA）：又称能力验证（proficiency testing，PT），是多个标本周期性地发送到实验室进行分析和（或）鉴定，将每一实验室的结果与同组的其他实验室的结果或指定值进行比较，并将比较的结果报告给参与的实验室。

各实验室检测的结果评价有两种方法：①各实验室检测结果与检测系统组的结果比较；②各实验室检测结果与参考实验室（由供应商提供）确定的靶值作比较。

2. 开展室间质量评价原因

（1）室内质量控制可通过对室内质控样本近期的测定值计算均值、标准差（S）及变异系数（CV），确定其使用方法的精密度，但无法确定方法的准确度。

（2）室间质量评价的基本特点：可以与其他实验室的相同方法或其他方法的结果作比较，监视方法的准确度，通过与真值或正确值的靶值比较，确信所用方法的稳定性能。

3. 室间质量评价的步骤

（1）由质量控制中心统一发放 EQA（低、中、高 3 个浓度）控制品及规定检测项目（附有统一记录表格）。

（2）各实验室应填写记录表，包括单位名称、已确定的单位代码及测定日期。各个项目使用的检测系统（方法、仪器型号、试剂）及代码，应准确无误。

（3）EQA 控制品准备要严格按规定，在常规条件下检测，不可变动计量单位；为节约控制品，稀释后再做，这里面就有稀释误差。

（4）在规定的时间内完成测定，及时报告质控中心。

（5）实验室应将进行 EQA 控制品处理、准备、方法、检测、审核的每一步骤及结果形成文件,与 EQA 结果的上报表格副本一同妥善保存。

(6) 质量控制中心反馈报告应包括以下内容:实验室确认代码、检测项目、检测系统(方法、仪器型号、试剂批号)、检测结果、EQA 控制品靶值(均值标准差、变异系数)、参加评价实验室数、评价结果等。

4. 室间质量评价评分方法

目前,国内多数机构采用英国国立室外质评机构的室间质量评价方法,由质量评价机构统一发放 EQA 样品。评价指标为变异指数得分值(VIS)及百分偏差值(BIS)。

(1) 变异指数得分值(VIS)

1) 计算全部实验室测定结果的均值($\bar{x}$)及标准差(SD),弃去超过 $\bar{x}\pm2SD$ 范围的结果,以减少均值的真实性的偶然误差。然后,再次计算全组的均值($\bar{x}$)及标准差(SD)。

2) 变异百分值(V):V 反映各参加实验室测定结果(x)和靶值(X)间偏离的相对误差。
$V(\%)=(x-X)/X\times100$

3) 变异指数(VI):$VI=V/CCV\times100\%$ 其中,CCV 为选定的变异系数,与测定方法的精密度有关。免疫分析的 CCV 范围以 5%～15% 为宜,系该项目测定的最小变异系数。但是,考虑到实验室数量相对较少的原因,采用各参加实验室测定结果的变异系数(CV)代替 CCV,并乘以 100,使成为整数便于比较。变异系数(CV)=SD/X×100。

4) 变异指数得分值(VIS):为每个低、中、高 EQA 样品的变异指数(VI)平均值,是评价实验室检测结果准确度的指标。我国的评分标准是:VIS≤80 为优、VIS81～150 为合格、VIS>150 为不合格。

(2) 百分偏离率法

1) 计算全部实验室测定结果的均值($\bar{x}$)及标准差(SD),弃去超过 $\bar{x}\pm2SD$ 范围的结果,以减少均值的真实性的偶然误差。然后,再次计算全组的均值($\bar{x}$)及标准差(SD)。

2) 以 X 为靶值,X±2SD 的范围为允许范围。

3) 分别计算 EQA 样品测定结果(x)值与靶值(X)的百分偏离率(%):百分偏离率%=(x-X)/X×100。   如测定值大于靶值(X)为正偏离;反之为负偏离。百分偏离率为 5%～15% 表示测定结果可比性较好。

4) 判断指标:EQA 样品测定值在允许范围($\bar{x}\pm2SD$)内者,得分为 100 分;测定值超出允许范围为失控,得分为零分。3 份 EQA 样品均为 100 分者为合格;有一份失控者为基本合格;有两份失控者为不合格。

二、室间质量评价用于改进实验室检测

1. 室间质量评价项目选择

每个实验室及其各自的监管机构需要在可接受室间评价项目上达成一致意见。通常,监管机构将指定适用于实验室项目的室间评价目录。实验室可以根据自身需要,从目录中进行选择。

2. 样本处理程序

室间质量评价样本采用与患者相同的方式进行检测。通常,室间质量评价样本需要一

些预处理,以将其与临床样本区别,在要求特定预备和处理程序时,应遵循由室间质量评价提供者的要求说明进行准备和检测。

在报告室间质量评价样本时可能需要一些其他步骤,报告的核心内容应尽可能与临床报告内容相类似。所有室间质量评价报告复印件均应保留在实验室内,通过室间质量评价提供者验证信息处理情况。

如果样本保留以用于进一步检测,其保存方式应尽可能减少变质或其他损坏。

3.　不合格评分处理

所有实验室可能出现不合格室间质量评价结果。不合格室间质量评价性能提示在样本处理或分析过程中可能存在不恰当情况。因此,应彻底调查每个不合格结果,以提高纠正潜在问题的机会;大部分监管机构都要求调查每一个不合格结果。后续措施包括确定其他结果是否受到影响、错误问题根源调查、排除问题根源的纠正措施(适用于该问题原因)、对纠正措施监控和要求时向监管机构报告。

出现不合格室间质量评价结果可能由于对室间质量评价样本上所采取的措施引起,如稀释。但是在确定这些错误原因之前,实验室首先需要排除其他因素的存在。

在任何可能情况下,实验室均应使用从合格和不合格结果调查上获得的信息,将其作为避免室间质量评价问题而进行连续性改进工作的一部分。

实验室应监控其结果趋势,这些结果可能为问题正在形成信号,即所有分析物结果位于平均值的一侧或在多个室间质量评价事件上结果不精密度增加。在这种情况下应及时采取措施以免出现进一步不合格结果或患者检测结果不准确的情况。

4.　室间质量评价性能监控

在每次室间质量评价活动中,实验室应评估评分分布情况。如果所有结果均在可接受结果范围平均值的上、下方,则可能是校准问题。实验室应评估每个结果与平均值之间差距。如果分析物低或高浓度值在其质控限值范围内,但远离室间质量评价项目的可接受范围平均值,则可能为线性问题。这表明检测程序降级和可能出现进一步室间质量评价问题。

随着时间的推移监控实验室的检测性能可以提示校正措施的影响,或可提供采取预防措施的有效信息。监控可检测到在单个结果上不明显的趋势或偏差。

三、不合格室间质量评价结果调查

1.　数据收集和核查

包括最初处理室间质量评价样本和搜集调查文件的人员、记录(工作表、实验室、质量控制图表、实验室报告等)。调查样本如何通过室间质量评价样本工作程序途径处理。以下问题将作为《指南》使用:

(1) 检测材料的接收条件是否满意。

(2) 检测样本是否适当。

(3) 分析采用的方法是否适当。

(4) 检测方法是否按照实验室文件上的程序执行。

（5）使用试剂和质量控制品是否适当。

（6）设备是否按照实验室文件上程序正常运行。

（7）设备是否得到有效维护。

（8）在检测室间质量评价样本时室内质量控制是否为可接受。

（9）结果解释是否适当。

（10）该问题在先前室间质量评价样本上是否曾发生过，数据是否与先前室间质量评价分布相一致，是否存在可导致失败趋势或当前设置是否完全为意料之中。

（11）在经适当贮存的剩余样本上重复检测时是否可产生相近结果。

（12）在室间质量评价检测时患者结果是否为可接受。

2. 问题分类

（1）笔误　笔误在报告室间质量评价结果时经常出现。笔误进一步可分为：结果没有正确地从设备磁带或读出器转录到报告表格上（如以相反顺序或一直向下逐行复印样本结果）；室间质量评价样本标签贴错；在表格上报告的设备或方法不正确；单位报告不正确；小数点位置错误；在报告表格上选择的报告代码不正确。

笔误在报告室间质量评价样本时相对常见。由于专用于报告室间质量评价样本的完整表格程序与报告临床样本程序不同，因此，笔误可能不直接与实验室性能有关，但笔误可反映影响患者结果报告的潜在问题，如人员培训不当、室间质量评价提供者说明书不够清楚或设备读出器不适当等。因此，识别"笔误"是调查时的第一步，但随后应深入评估错误潜在原因。

（2）方法问题　方法问题与分析试验系统（设备或试剂盒）、手工方法、文件程序本身相关。方法问题与笔误一样，可能是潜在原因的指示器，例如未能遵循建议的防范措施或系统校验执行。方法问题可进一步分为：① 未编制程序即提供给工作人员使用；② 程序步骤描述不充分、不完整或不正确；③ 程序与当前标准不一致；④ 制备试剂或参考材料时出现问题；⑤ 由于结果与方法检测限接近引起的不准确；⑥ 由于试剂批次间变化引起的不准确；⑦ 校准品赋值不正确；⑧ 校准品不稳定；⑨ 质控方法不适当，如质控材料与分析物浓度无关，质控规则或限值不适当；⑩ 结果不在设备或检测系统测量范围（线性）内；⑪ 方法偏离；⑫ 方法缺乏灵敏度；⑬ 方法缺乏特异性；⑭ 样本携带污染；⑮ 温育条件不适当（时间、温度等）；⑯ 使用没有经过验证的方法；⑰ 应用的参考区间不适当。

（3）设备问题　设备问题与分析设备或设备配件有关。实验室在评估这类问题时应与设备生产商或供应商联系。

设备问题包括：① 设备管道（孔）被血块或蛋白质堵塞；② 设备探头排列错误；③ 设备数据处理功能出现问题；④ 试剂或参考材料生产出现问题；⑤ 由生产商指定的设备出现问题；⑥ 自动移液器未能校准到可接受精密度或准确度；⑦ 设备功能故障；⑧ 在设备软件应用编程上错误或冗长；⑨ 未定期执行设备维护。

（4）技术问题　技术问题与使用者有关，可能涉及设备操作或方法执行。技术问题可进一步分为：① 未能遵循建议的设备功能校验（如温度、空白读数、压力等）；② 参考材料或试剂不正确复溶或贮存；③ 室间质量评价材料不正确复溶、配制或贮存；④ 在室间质量评价材料复溶后检测拖延，从而引起蒸发或变质；⑤ 未能遵循标准化操作程序；⑥ 未能遵循室间质量评价使用说明书;⑦ 样本在设备上放置的顺序不正确;⑧ 没对提示方法有问题的质量控制结果进行处理;⑨ 移液或稀释错误;⑩ 计算错误;⑪室间质量评价样本在处理期间受到污染。

(5) 室间质量评价的材料问题　室间质量评价的材料问题包括:① 室间质量评价样本与患者样本之间存在差异;② 样本在运送时变质(如果某些分析物对时间或温度敏感);③ 细菌污染;④ 溶血;⑤ 收到的样本无活性;⑥ 样本不均匀;⑦ 样本具有较弱或临界的反应性;⑧ 样本含干扰因素(对方法具有特异性)。

室间质量评价材料问题应尽可能详细地报告给室间质量评价提供者。在报告前应对这些问题充分调查,以排除在实验室贮存或处理时出现问题。通常,室间质量评价问题样本可以通过多个参加实验室检测到,并在结果分析后变得明显。

(6) 室间质量评价的评估问题　室间质量评价的评估问题包括:① 不适当分组;② 不适当靶值(注:室间质量评价提供者需要使用稳健的统计技术或程序,以排除极端值的影响,从而确保检测材料均一并避免或检测到异常值。)③ 不适当评估区间(注:评估区间可能不适当地变窄,例如,在极精密方法上使用±2SD 单位,则可接受范围可能比临床有效性需要的要窄。)④ 室间质量评价提供者的数据输入不正确。在样本执行较差时,应向室间质量评价提供者报告这些不适当评估并将其提交给监管机构。

(7) 调查后无法解释原因

1) 随机误差:在排除所有可确定来源误差后,单个不合格结果可能属于随机误差,特别是在重复分析结果为可接受时,这种情况下不需要采取校正措施。

2) 系统误差:在对个别不合格结果重复分析后仍为不合格时,该结果即不可能属于随机误差。如果≥2 个结果不合格并以相同方向漂移,则可能为系统误差(偏差)。重复不合格结果分布在均值两侧提示实验室方法不够准确。多个不合格结果以相同方向漂移提示由于检测方法不当(如校准、设备设置不正确)或存在干扰物质(如基体效应)而引起的系统误差。

3. 问题根源

使用上述"问题分类"描述的分类体系将有助于确保调查不会遗漏潜在问题。在"问题分类"中所列问题可能为不合格结果原因,但这些原因通常并不是问题的根源所在。例如,"笔误"在调查时是重要的第一步;但在深入调查可能揭示不适当培训、来自提供者说明书不清楚或设备读出器不适当才是问题根源。文件记录与室间质量评价事件上执行相关的问题根源包括以下部分:① 人员培训不充分或无效;② 无室间质量评价方面经验,不清楚或不了解室间质量评价;③ 监督人沟通或说明不充分;④ 使用设备不够和(或)不适当;⑤ 工作场所设计不当。

上面所列问题直接根源来自实验室管理人员所采取的措施。虽然参加者很难理解有无管理活动是室间质量评价问题的根源所在,但错误可能在将来的室间质量评价事件上复发,而且更重要的是可能在检测患者标本上发生。必须仔细描述对问题根源采取的能够产生适当校正措施的特殊方式。

第五节　核医学免疫分析质量控制与实验室管理

为了更好地指导及规范核医学免疫分析的质量控制,上海市核医学质量控制中心组织相关专家在第一版专家共识的基础上讨论及修订,于2012年7月形成了第2版《上海市核医学免疫分析质量控制与实验室管理基本内容及要求(专家共识)》。现将第2版有关内容稍加修订,供核医学科的免疫实验室(组)参考。

一、实验室设置及管理

必须编写及执行下列管理文件:包括实验室规章制度、各级人员职责、仪器设备管理制度、试剂管理、样品保存、放射防护与生物安全措施、报告核发及随访、废弃物处理、患者投诉与查询的处理等。内容应切实有效,包括目的、适用范围、修订周期等,由科室负责人签名,督促实施。

1. 具备工作许可证件

包括辐射安全许可证、放射工作人员培训合格证等相关证件。所使用的每项试剂盒(Kit)应具备完整证件(生产、销售、或进口许可)。

2. 实验室分区及设备基本要求

(1) 实验室分区　接诊区(窗口)、样品区(标本采集、分离、储存、介入试验等)、储存区(试剂保存)、操作区、仪器测量区、资料区(报告核签、资料保存)、废物处理区、洗涤区、标记热区(通风橱、防尘、防昆虫)。

(2) 基本设备　γ免疫计数器、自动免疫分析仪、离心机(低温及常温)、旋涡混合器、微量加样器、恒温(震荡)水浴箱、真空泵、洗珠器、磁性分离器、冰箱(4℃～−20℃)、稳压电源系统、重蒸水制备装置、实验玻璃器皿、分析天平、pH计、表面污染监测仪及实验室空调设备等(根据实验室开展项目按需配备各项设备)。

(3) 免疫实验室放射性防护及生物安全　应符合有关主管部门的相关规定和要求。

3. 组织与人员

(1) 有质量管理的组织体系及具体负责人(或组长)。具体负责人:二级医院应为具中级或以上职称(医师或技师)、三级医院应为具副高或以上职称(医师或技师)。

(2) 从事核医学免疫分析的人员应持有卫生主管部门颁发的从业资质和执业证书。

(3) 从事核医学免疫分析的人员应持有市医学会核医学分会或其他得到授权机构的继续教育培训合格证明。

(4) 从事化学发光检测设备等操作的人员,应持有设备厂家颁发的上岗操作证书。

(5) 每季度召开一次质量管理会议、讨论和分析检测质量问题(包括对检测质量问题的原因分析、处理和预防措施等),并有定期评价预防措施的效果,做好记录。

二、质量管理

（1）参照医学实验室的有关质量控制的国家标准和卫生行业标准制定相应的质量控制文件。

（2）必须参加上海市核医学质控中心组织开展的质量控制活动（包括室间质评及室内质控现场督查等）。

（3）检测项目操作规程：开展的每个项目均应有现行有效的操作规程，并严格按照操作规程进行操作。操作规程编写应依据相关的技术标准、规范性文件、参考文献及试剂说明书等。操作规程应包括以下内容：① 项目名称、检测方法名称；② 方法学原理；③ 试剂：生产厂家、品名、代号、包装规格、组分、复原方法及注意事项。④ 仪器品牌、型号；⑤ 具体操作步骤（包括仪器测定的参数）；⑥ 参考值及参考范围；⑦ 临床意义；⑧ 患者准备、标本要求；⑨ 操作注意事项；⑩ 参考文献；⑪ 编写者及日期；⑫ 制订的各个项目的操作规程由科主任审阅并签名认可。

（4）标本采集、运送、接收与保存 ① 制订各类标本采集与患者准备的具体要求；② 制订各类标本运送及保存的要求；③ 有标本的接收（或拒收）记录。

（5）检测结果报告

1）制订检测报告制作、审核、修改、打印、发放的要求、流程和规定权限；检测报告应使用中文报告，检测项目缩写应使用国际通用的、规范的缩写，修改检测报告应有相应记录并签名。

2）制订常规检测项目及急诊检测项目所需时间，并在规定时间内发出报告。

3）项目无漏检，报告双人双签率应达 100%（立等报告除外）。

4）检测报告应包括以下信息：实验室名称、患者信息（姓名、性别、年龄、送检科室、住院号或门诊号）、标本收到日期（及采集时相）、报告日期、检测项目、检测结果和单位、参考范围、异常结果提示、操作者和审核者姓名、检测结果经复检或修正者应注明。

5）密切与临床医师联系，如检测结果与临床诊断不符应及时联系有关医师，随访并寻找原因并记录在案。

6）如有危急值报告需建立危急值报告制度。

（6）仪器与试剂

1）所使用的仪器、试剂必须有产品注册证、生产许可证及销售许可证。

2）仪器操作规程：除编写每台仪器通用的操作规程外，还应编写各检测项目的操作规程。

3）仪器、试剂、方法更新应做比对试验，新项目开展应有项目论证、申报、审批并进行方法学的评价，并有相应实验记录。方法学的评价内容至少包括：精密度、准确性和测定结果的可报告范围。

4）试剂使用记录：① 详细记录各项测定所用试剂盒的供货单位、产品规格、代号、批号、数量、有效期、进货日期及包装完整与否；② 试剂使用起始日期及注销日期。

5）每个工作日应记录冰箱（冷藏及冷冻）的温度，将温度控制在规定范围内。

6) 各类计量仪器每年至少有一次维护、比对/校准,并应有正规的校准报告(包括计数仪、化学发光仪、酶标仪及加样器等)。

7) 制订各类仪器的使用、保管和维修制度,并有相关的记录。

(7) 严格工作场所的区分,制订相应场所的工作制度　实验室生物安全应按照《实验室生物安全通用要求》(中华人民共和国标准 GB 19489—2008)和《临床实验室生物安全指南》(WS/T 442—2014)执行;放射性操作安全应按照《临床核医学放射卫生防护标准》(中华人民共和国卫生部发布 GBZ 120—2006)执行;传染病报告应遵照《中华人民共和国传染病防治法》执行。

(8) 业务学习与培训　有业务学习与培训的计划及记录。

(9) 差错事故和投诉处理　有差错事故和投诉处理的程序与记录。

(10) 计算机管理　① 制订计算机的使用及维护的操作规程;② 应定期备份计算机的数据,以防丢失。

(11) 建立质量管理记录　包括标本接收、检测结果、储存和处理、室内质控、室间质量评价、质量会议、仪器使用、维修、校准以及试剂使用的记录,以上记录的保存期至少 2 年。

(12) 预防措施、应急预案和补救措施　实验室应制订消防、放射、生物安全、危险品、计算机系统等意外事故的预防措施及应急预案,并制订相应的补救措施。

三、质量控制要求与标准

1. 分析前质量控制

根据国际标准化组织颁布的《医学实验室质量与能力的专用要求》(ISO 15189)的定义,分析前是指按照时间顺序,从临床医师开出医嘱(申请单)开始,到分析检验程序启动时一段时间过程,包括申请、患者准备、原始样品采集、标本保存、送到实验室并在实验内传输等步骤。分析前质量控制是目前实验室标记免疫质量的一个薄弱环节,也是导致总误差的一个重要原因。各实验室宜加强这一过程的可控性,制订有关措施。

2. 室内质量控制

(1) 全自动免疫分析仪

1) 按不同品牌仪器的具体要求,进行常规保养并记录(包括每天常规清洗及每周、每月保养)。

2) 按时(每周)及按批进行测定项目的标准标定与校准(不定期检测的项目每次测定必须重新进行标准标定或校准),详细记录及保存标定或校准的主要参数,发现异常必须及时寻找原因并重新进行标准标定或校准。

3) 各检测项目质量控制品(高、中、低血清)测定每周至少一次(非连续开机者每开机必须测定);测定结果判断:随试剂提供的质量控制品应参照产品说明所提供标准,自配质量控制血清批间 CV 值应<10%。

(2) γ 免疫计数器应详细记录及保存下列测定结果

1) 每年测定仪器效率一次(^{129}I 参考源效率应≥55%)。

2) 每日测定仪器本底(应<80 cpm)。

3) 多探头仪应每月校正各探头测量效率一致性(CV 应≤5%)。

4) 建立标准曲线和使用质量控制血清测定的相关数据。

每次测定应按试剂盒要求建立标准曲线,不得任意取舍标准点(包括 T 管及 NSB 管),质控血清(2～3 个)可采用随试剂盒提供或室内自配(应至少可供连续使用 3 个月)。判断指标:① 标准曲线参数:测定方法及试剂批号相同,总放射性(T)、ED_{25}、ED_{50}、ED_{75}、斜率、截距应相对稳定;② 放射免疫分析:最大结合率(B_0)应≥30%,非特异结合(NSB)应≤5%;③ 免疫放射分析:取代比(Bmax/Bmin)应≥2.5;④ 批内复管误差(CV)应<5%,批间复管误差(CV)应<10%;⑤ 质量控制血清有以下情况一项者,应整批或部分样品重新测定:3 个质量控制血清中有一个测定值>3SD;3 个质量控制血清中有 2 个测定值在同一个方向>2SD;3 个质量控制血清测定值均在同一个方向>1SD。

(3) 用 ELISA 检测的项目,必须用酶标仪判读结果,酶标仪的结果判断应根据试剂盒说明书的要求正确设置。

(4) 试剂　① 经选定后不可随意更换试剂品牌,如必须更换应详细记录原因及更换起始日期,进行方法学验证及比对实验,由分管主任签字认可。② 应采用随试剂盒提供的标准品及校准品。

(5) 室内质控应包括开展的全部项目,质控结果应详细记录在案,并接受质控中心专家组督查。

(6) 失控时,应进行失控处理,并按具体情况采取纠正的措施,填写失控分析报告,纠正失控后由质控负责人签发检测报告。

(7) 原始记录:各检测项目必须有原始记录,记录应完整、清晰、按项目分月或季度归档备查阅。① 全自动仪器检测项目应有检测结果的打印记录、每批次试剂在第一次使用时应详细记录试剂批号及有效期。② 半自动仪器打印的原始记录上应注明检测日期、方法、试剂品牌、批号、样本编号及检测结果;酶标仪不能显示的信息应手工详细记录。

3. 室间质量评价(EQA)

(1) 发放室间质控样品　市核医学质控中心每年发放 2 次 EQA 血清样品。室间质评样品应按临床常规检测方法与临床常规样品同时进行测定,在规定时间内上报测定结果并保存结果副本。

(2) 结果分析　对室间质评反馈结果应进行分析,对不合格的项目应及时查明原因,采取改进措施,并记录在案。

(3) 室间质量评价评判标准　① 高、中、低 3 个参比血清均在给定范围内(或均值±2SD)为合格;② 高、中、低 3 个参比血清有 2 个在给定范围内(或均值±2SD)为基本合格;③ 高、中、低 3 个参比血清仅有 1 个在给定范围内(或均值±2SD)为不合格。

不合格者宜寻找原因并整改,给予一次复查机会,判断标准同前。

参考文献

[1] 中华人民共和国国务院令第 449 号. 放射性同位素与射线装置放射安全和防护条例. 2005 年 9 月 14 日公布.

[2] 中华人民共和国卫生部令第 46 号. 放射诊疗管理规定. 2006 年 1 月 24 日公布.

[3] GB/T 18988.1—2013. 放射性核素成像设备　性能和试验规则　第 1 部分:正电子发射断层成像装置.

[4] GB/T 18988.2—2013. 放射性核素成像设备　性能和试验规则　第 2 部分:单光子发射计算机断层装置.

[5] GB/T 18988.3—2013. 放射性核素成像设备　性能和试验规则　第 3 部分:伽玛照相机全身成像系统.

[6] GB/T 18989—2013. 放射性核素成像设备　性能和试验规则　伽玛照相机.

[7] GB/T 20013.2—2005 核医学仪器　例行试验　第 2 部分:闪烁照相机和单光子发射计算机断层成像装置.

[8] GB/T 10256—2013 放射性活度计.

[9] GB 16361—2012 临床核医学的患者防护与质量控制规范.

[10] GBZ 178—2014 低能 γ 射线粒子源植入治疗的放射防护与质量控制检测规范.

[11] GBZ 120—2006 临床核医学放射卫生防护标准.

[12] GB 17589—2011 X 射线计算机断层摄影装置质量保证检测规范.

[13] YY/T 0829—2011 正电子发射及 X 射线计算机断层成像系统性能和试验方法.

[14] YY 0310—2005 X 射线计算机体层摄影设备通用技术条件.

[15] WS/T 328—2011 放射事故医学应急预案编制规范.

[15] WS/T 263—2006 医用核共振成像(MRI)设备影像质量检测与评价规范.

[17] GB 19489—2008 实验室生物安全通用要求.

[18] GBZ 120—2006 临床核医学放射卫生防护标准.

[19] WS 457—2014 医学与生物学实验室使用非密封放射性物质的放射卫生防护基本要求.

[20] 中华医学会核医学分会. SPECT(/CT)和 PET/CT 临床质量控制与质量保证的基本要求(2014 版). 中华核医学与分子影像杂志,2014,34(6):443-448.

[21] 中华医学会核医学分会. [131]I 治疗格雷夫斯甲亢指南(2013 版). 中华核医学与分子影像

杂志,2013,33(2):83-94.

[22] 中华医学会核医学分会. [131]I治疗分化型甲状腺癌指南(2014版). 中华核医学与分子影像杂志,2014,34(4):261-340.

[23] 中华医学会核医学分会大型医用设备临床使用评价指标制定工作委员会. SPECT 和 SPECT/CT 仪临床使用评价指标(2015版). 中华核医学与分子影像杂志,2015,35(5):414-416.

[24] WS/T 391—2012　CT检查操作规程.

[25] 马寄晓,刘秀杰,何作祥. 实用核医学. 第3版. 北京:中国原子能出版社,2012.

[26] 金永杰. 核医学仪器与方法. 哈尔滨:哈尔滨工程大学出版社,2010.

[27] 中华医学会. 临床技术操作规范　核医学分册. 北京:人民军医出版社,2004.

[28] 中华医学会. 临床诊疗指南　核医学分册. 北京:人民卫生出版社,2006.

[29] 国家药典委员会编. 中华人民共和国药典(2015年版). 北京:中国医药科技出版社,2015.

[30] WS/T 414—2013 室间质量评价结果应用指南.

[31] WS/T 415—2013 无室间质量评价时实验室检测评估方法.

[32] WS/T 442—2014 临床实验室生物安全指南.

[33] 中国合格评定国家认可委员会. 医学实验室质量和能力认可准则. CNAS-CL02,2012.

[34] GB/T 20468—2006 临床实验室定量测定室内质量控制指南.

[35] 中华医学会核医学分会体外分析学组. 核医学体外分析实验室管理规范. 中华核医学与分子影像杂志,2015,35(4):327-337.

[36] NEMA Standards publication: performance measurements of positron emission tomography. NEMA Standards publication NU-2 2007.

[37] International Atomic Energy Agency. Quality assurance for PET and PET/CT system. Human Health Series No. 1. Vienna: International Atomic Energy Agency, 2009.

[38] International Atomic Energy Agency. Quality assurance for SPECT systems. Human Health Series No. 6. Vienna: International Atomic Energy Agency, 2009.

[39] Boellaard R, Delgado-Bolton R, Oyen WJ, et al. FDG PET/CT: EANM procedure guidelines for tumour imaging: version 2.0. Eur J Nucl Med Mol Imaging, 2015,42(2):328-354.

[40] EANM Physics Committee, Busemann Sokole E, Płachcínska A, et al. Routine quality control recommendations for nuclear medicine instrumentation. Eur J Nucl Med Mol Imaging, 2010,37(3):662-671.

[41] Niederkohr RD, Greenspan BS, Prior JO, et al. Reporting guidance for oncologic ^{18}F-FDG PET/CT imaging. J Nucl Med, 2013,54(5):756-761.

[42] Parker JA, Christian P, Jadvar H, et al. The SNMMI and EANM practice guideline for tele-nuclear medicine 2.0. J Nucl Med Technol, 2014,42(1):15-19.

[43] Delbeke D, Coleman RE, Guiberteau MJ, et al. Procedure Guideline for SPECT/CT

Imaging 1. 0. J Nucl Med，2006，47(7)：1227 - 1234.

[44] Zanzonico P. Routine quality control of clinical nuclear medicine instrumentation：a brief review. J Nucl Med，2008，49(7)：1114 - 1131.

[45] Parikh N，Friedman KP，Shah SN，et al Practical guide for implementing hybrid PET/MR clinical service：lessons learned from our experience. Abdom Imaging，2015，40(6)：1366 - 1373.

[46] Wehrl HF，Sauter AW，Divine MR，et al. Combined PET/MR：a technology becomes mature. J Nucl Med，2015，56(2)：165 - 168.

[47] International Atomic Energy Agency. Nuclear medicine physics ：a handbook for students and teachers. Vienna：International Atomic Energy Agency，2014.

[48] International Atomic Energy Agency. PET/CT atlas on quality control and image artefacts. Human Health Series，No. 27. Vienna ：International Atomic Energy Agency，2014.

[49] Boellaard R，Delgadobolton R，Oyen WJG，et al. FDG PET/CT：EANM procedure guidelines for tumour imaging：version 2. 0. Eur J Nucl Med Mol Imaging，2015，42 (2)：328 - 354.

[50] American College of Radiology. ACR technical standard for medical nuclear physics performance monitoring of gamma cameras. Available at：http：//www. acr. org/～/ media/ACR/Documents/PGTS/standards/MonitorGamm aCameras. pdf. Accessed September 5，2015.

[51] American College of Radiology. ACR-AAPM technical standard for medical physics performance monitoring of SPECT-CT equipment. Available at：http：//www. acr. org/～/media/ACR/Documents/PGTS/standards/MonitorSPEC TEquipment. pdf. Accessed September 5，2015.

[52] American College of Radiology. ACR technical standard for medical nuclear physics performance monitoring of PET imaging equipment. Available at：http：// www. acr. org/～/media/ACR/Documents/PGTS/standards/MonitorPETEquipment. pdf. Accessed September 5，2015.

[53] American College of Radiology. ACR-AAPM technical standard for diagnostic medical physics performance monitoring of computed tomography (CT) equipment. Available at：http：//www. acr. org/～/media/ACR/Documents/PGTS/standards/ MonitorCTEquipment. pdf. Accessed September 5，2015.

[54] Society of Nuclear Medicine. The SNM procedure guideline for general imaging 6. 0. Available at：http：//snmmi. files. cms-plus. com/docs/General_Imaging_Version_ 6. 0. pdf. Accessed September 5，2015.

[55] Busemann Sokole E，Płachcínska A，Britten A，et al. Acceptance testing for nuclear medicine instrumentation. Eur J Nucl Med Mol Imaging，2010，37(3)：672 - 681.

[56] American College of Radiology. ACR-AAPM-SIIM technical standard for electronic

practice of medical imaging. Available at: http://www. acr. org/~/media/AF1480-B0F95842E7B163F09F1CE00977. pdf. Accessed September 10,2015.

[57] American Association of Physicists in Medicine，Task Group 18 (TG18)，Assessment of display performance for medical imaging Systems，AAPM On-Line Report No. 03，College Park，MD (2005).

[58] American College of Radiology. ACR-SNM technical standard for diagnostic procedures using radiopharmaceuticals. Available at: http://www. acr. org/~/media/ACR/Documents/PGTS/standards/Radiopharmac euticals. pdf. Accessed September 5,2015.

图书在版编目(CIP)数据

核医学质量控制与管理/刘兴党,顾兆祥主编. —上海:复旦大学出版社,
2018.10(2018.12 重印)
ISBN 978-7-309-13572-5

Ⅰ.①核… Ⅱ.①刘…②顾… Ⅲ.①核医学-质量控制②核医学-质量管理 Ⅳ.①R81

中国版本图书馆 CIP 数据核字(2018)第 041977 号

核医学质量控制与管理
刘兴党 顾兆祥 主编
责任编辑/贺 琦

复旦大学出版社有限公司出版发行
上海市国权路 579 号 邮编:200433
网址:fupnet@ fudanpress.com http://www.fudanpress.com
门市零售:86-21-65642857 团体订购:86-21-65118853
外埠邮购:86-21-65109143 出版部电话:86-21-65642845
常熟市华顺印刷有限公司

开本 787×1092 1/16 印张 11 字数 248 千
2018 年 12 月第 1 版第 2 次印刷

ISBN 978-7-309-13572-5/R·1678
定价:42.00 元